Narjes ABID
Asma ZGOLLI
Khaled BOUZAIDI

Hemoptise maciça: o papel do angioscanning antes da embolização brônquica

Narjes ABID
Asma ZGOLLI
Khaled BOUZAIDI

Hemoptise maciça: o papel do angioscanning antes da embolização brônquica

ScienciaScripts

Cover image: www.ingimage.com

This book is a translation from the original published under ISBN 978-620-6-72315-8.

Publisher:
Sciencia Scripts
is a trademark of
Dodo Books Indian Ocean Ltd. and OmniScriptum S.R.L publishing group

120 High Road, East Finchley, London, N2 9ED, United Kingdom
Str. Armeneasca 28/1, office 1, Chisinau MD-2012, Republic of Moldova, Europe
Printed at: see last page
ISBN: 978-620-8-24299-2

Sessões de assinatura

Dedico este trabalho

Aos meus pais Ibtissem e Sabeur,
Pelo vosso apoio, pelo vosso amor incondicional e pela vossa paciência.
Por tudo o que fizeste por mim ao longo do caminho.
É por vocês e graças aos vossos sacrifícios e dedicação que me estou a tornar médico.
Obrigado por tudo. Não consigo exprimir o quanto vos estou grato e agradecido.
Amo-te com todo o meu coração.

Para a minha irmãzinha Mariem,
Pela nossa cumplicidade e pela nossa união.
Pela alegria que a vossa presença me dá na minha vida.
Pelo vosso amor, pela vossa paciência e pelos vossos esforços.
Muito obrigado.

Em memória dos meus avós Baba Zgolli e Baba Taher e Mima,
Por me teres enchido de amor desde que nasci. Estás sempre presente no meu coração. Que Deus te acolha no seu Paraíso.

Para a minha avó Nabiha
Pelo vosso encorajamento e pelo vosso amor. Que Deus vos guarde para nós.

Aos meus queridos *Senda, Sameh, Maryem Chetoui, Rania, Houssem, Yosr, Mariem Gouiaa, Salim, Oussama, Mohamed, Wejdene e Achref.*
Pelo amor e felicidade que me dás todos os dias.
Nada pode exprimir o amor e a estima que tenho por ti.
Esta obra é o testemunho do meu grande amor e respeito.

Às minhas tias, tios e primos
Obrigado pelo vosso encorajamento e desejo-vos muitas felicidades e prosperidade.

Agradecimentos

Ao nosso professor e presidente do júri da tese,
Professor SaoussenHantous-Zannad
Chefe do Departamento de Imagiologia Médica, Hospital Abdelrahmen Mami, Ariana

É uma grande honra para nós presidir a este júri. Tive a sorte de ser seu aluno e de beneficiar dos seus conhecimentos científicos e humanos. Espero ter a oportunidade de aperfeiçoar os meus conhecimentos através de um período de especialização no vosso departamento. Queira aceitar a expressão do meu mais profundo respeito e agradecimento.

Ao nosso mestre e juiz de tese,
Professora Leila Charrada-Ben Farhat
Chefe do Departamento de Imagiologia Médica, Mongi Slim Hospital La Marsa

Deu-me uma grande honra ao aceitar julgar esta tese. Ensinou-me as bases da radiologia e, graças a si, apaixonei-me por ela. Aprendi com as suas qualidades científicas e humanas e com a sua dedicação. Que este trabalho seja testemunha da minha profunda gratidão.

Ao nosso mestre e juiz de tese,
Professor HediaGhrairi
Chefe do Departamento de Imagiologia Médica, Hospital Mohamed Taher Maamouri, Nabeul

Obrigado por me terem dado a honra de aceitar fazer parte do júri desta tese. Obrigado pelo vosso acolhimento e amabilidade. Aqui fica a expressão das minhas mais sinceras considerações.

Ao nosso mestre e juiz de tese,
Professora Myriam Jrad
Chefe do Serviço de Imagiologia Médica, Hôpital Charles Nicolle Tunis

Deu-me uma grande honra ao aceitar julgar esta tese. Deu um contributo importante para a minha formação. Tive a sorte de ser seu aluno durante todo o meu terceiro ano e pude beneficiar da sua experiência e da sua abordagem rigorosa do meu trabalho. Aceite, por favor, a expressão da minha grande gratidão.

Ao nosso professor e relator de tese,
Professora Besma Dhahri Ourari
Chefe do Serviço de Pneumologia, Hôpital La Rabta Tunis

Agradeço a vossa disponibilidade, o vosso acolhimento caloroso e sorridente e a vossa compreensão. Aceitem a minha mais elevada estima e respeitosa consideração.

Ao nosso orientador de mestrado e de tese,
Professor Khaled Bouzaidi
Chefe do Departamento de Imagiologia Médica, Hospital Mohamed Taher Maamouri, Nabeul

Aceitou supervisionar-me e apoiar-me durante a preparação desta tese. Gostaria de lhe agradecer a sua paciência, a sua disponibilidade constante e a sua amabilidade e ajuda infalíveis. Estou muito satisfeito e grato por ter tido a oportunidade de trabalhar consigo e de beneficiar do seu apoio científico. Aceitem, por favor, a minha sincera gratidão e o meu mais profundo respeito.

Ao nosso professor e codiretor de tese,
Doutor Narjes Abid
Departamento de Pneumologia, Hospital Mohamed Taher Maamouri, Nabeul

Gostaria de lhe agradecer muito a qualidade da sua orientação, a sua disponibilidade incansável e a sua ajuda. Foi um prazer trabalhar consigo. Aqui fica, caro mestre, a expressão das minhas mais profundas considerações e da minha grande gratidão.

Ao nosso mestre
Dr. Tibaoui Ahmed
Serviço de Imagiologia Médica, Hospital de Salhoul, Sousse

Gostaria de vos agradecer muito por toda a vossa ajuda, pelo vosso acolhimento caloroso e pela vossa disponibilidade. Foi um prazer trabalhar convosco. Por favor, aceite a minha mais profunda simpatia e gratidão.

ÍNDICE DE CONTEÚDOS

INTRODUÇÃO

A hemoptise é a libertação de sangue das vias aéreas subglóticas durante um esforço de tosse. [1,2]. A gravidade da hemoptise depende da sua dimensão e recorrência.

A hemoptise de baixa intensidade é definida como a emissão de menos de 50 cc de sangue / 24 horas e requer uma investigação etiológica, uma vez que representa um sinal alarmante de múltiplas patologias.

A hemoptise grave é definida como a emissão de mais de 200 cc de sangue vermelho vivo num ou mais episódios em 24 horas, exigindo frequentemente uma embolização brônquica de emergência. A hemoptise é considerada maciça quando a quantidade de sangue emitida excede os 300 cc / 24 horas [3-5]. Esta é uma forma rara mas grave de hemoptise, que pode ser fatal, com uma taxa de mortalidade elevada estimada entre 30% e 50%. [6,7]. O doente morre de asfixia na ausência de tratamento urgente e adequado. [8]. Até à data, não existe consenso sobre a melhor abordagem terapêutica, baseada em dados clínicos e, sobretudo, em exames complementares como a radiografia de tórax, a broncoscopia, o angioscan torácico e a angiografia convencional, que é sistematicamente efectuada antes do procedimento de embolização.

O principal objetivo desta investigação paraclínica é identificar o local exato da hemorragia e a etiologia da hemoptise, a fim de orientar o tratamento percutâneo e médico e/ou cirúrgico da patologia causadora, respetivamente. Continua a ser discutível se a angioscanning torácica deve ser efectuada antes da embolização brônquica. Poucos estudos anteriores, especialmente em África e na Tunísia, consideraram a sua contribuição para determinar o local da hemorragia para o cateterismo dirigido à artéria a embolizar e para avaliar o prognóstico dos doentes após a embolização da artéria brônquica.

Por esta razão, realizámos um estudo transversal que incluiu 58 observações radio-clínicas de doentes hospitalizados por hemoptise maciça, investigados por angiografia por TC torácica e angiografia antes da embolização brônquica.

Os objectivos eram os seguintes

- Descrever o papel da angiografia por TC torácica na determinação do local da hemorragia em hemoptise maciça, comparando os seus dados com os da angiografia convencional pré-embolização.
- Procurar critérios de gravidade radiológica que prevejam a recorrência ou a mortalidade.

MÉTODOS

1. Tipo e localização do estudo

Estudo descritivo com recolha transversal de dados de 58 doentes, 41 dos quais foram internados no Serviço de Pneumologia do Hospital Universitário Mohamed Taher Maâmouri, em Nabeul, para tratamento de hemoptise maciça, investigados por DTA torácica no Serviço de Imagiologia Médica do mesmo hospital e 17 outros doentes investigados no Serviço de Imagiologia Médica do Hospital Sahloul, em Sousse. Todos os doentes foram tratados por embolização brônquica no Hospital Sahloul, em Sousse, e o estudo durou 13 anos e 5 meses, de junho de 2008 a novembro de 2021.

2. P acientes

2.1. Critérios de inclusão

Os doentes foram incluídos no estudo:

- ✓ que apresentem hemoptise maciça devido à sua abundância inicial ou à sua recorrência durante a hospitalização, apesar de um tratamento médico bem gerido.
- ✓ explorada por uma tomografia computorizada torácica.
- ✓ que tinham sido submetidos a uma angiografia seguida de embolização das artérias brônquicas.

2.2. Critérios de não-inclusão

Os doentes não incluídos no estudo foram :

- ✓ com hemoptise inicialmente considerada grave, mas controlada apenas por tratamento médico e que não requer tratamento por embolização da artéria brônquica.
- ✓ com uma contraindicação absoluta para a EAB.
- ✓ com imagens em falta (CDs ou TACs em falta).
- ✓ com dados em falta na angiografia.

3. M étodos

3.1. Recolha de dados

A principal fonte de dados foram os registos médicos dos pacientes. Estes dados foram transmitidos numa ficha analítica (Anexo 1) que continha os seguintes dados

3.1.1. Dados clínicos e epidemiológicos

- ✓ A identidade do doente.
- ✓ Idade.
- ✓ Sexo.
- ✓ Antecedentes de doenças cardiovasculares e respiratórias (nomeadamente tuberculose e dilatação dos brônquios) e de neoplasia pulmonar.
- ✓ O conceito de fumar.
- ✓ Sinais clínicos gerais e funcionais, especificando a presença ou não de dificuldade respiratória na admissão.

3.1.2. Dados biológicos

- ✓ Hemograma (CBC).
- ✓ Teste de hemostase.

3.1.3. Dados da fibroscopia brônquica

Dependendo da apresentação clínica inicial, os doentes foram investigados por fibroscopia brônquica efectuada por um respirologista sénior utilizando um fibroscópio ótico com coluna de vídeo. Foram estudados os seguintes parâmetros

- ✓ O estado e a mobilidade das cordas vocais.
- ✓ Liberdade da traqueia.
- ✓ Aspeto macroscópico dos brônquios :
  - Normal, inflamatório ou hipervascularizado.
  - Diminuição ou aumento do calibre dos brônquios.
  - A presença ou ausência de distorção extrínseca, infiltração ou compressão.
- ✓ A presença de hemorragia e a sua localização: árvore brônquica direita ou esquerda ou bilateral.

3.1.4. Dados radiológicos

3.1.4.1. Radiografia do tórax

Os elementos semiológicos estudados foram :

- o **Sinais associados a hemorragias**
  - ✓ Uma síndrome alveolar diagnosticada quando :

- Opacidades nodulares com contornos pouco nítidos e mal definidos, por vezes confluentes.
- Opacidades sistemáticas, segmentares ou lobares com um broncograma aerado.

✓ Síndrome intersticial, identificada por :

- Nódulos parenquimatosos bem limitados.
- Edema intersticial com opacidades lineares ou linhas Kerley A ou B.
- Opacidades reticulo-nodulares.
- Borrão dos contornos vasculares no hilo e opacidades peribroncovasculares.

o **Sinais relacionados com a etiologia da hemorragia**

✓ Opacidade escavada.

✓ Uma opacidade simples ou múltipla bem limitada.

✓ Uma opacidade mal definida com um contorno espiculado.

✓ Adenomegalia mediastinal.

3.1.4.2. Exame do tórax

O tempo necessário para a realização do TFD foi de 24 a 72 horas após a admissão.

3.1.4.2.1. Técnica

Os exames de TAC foram efectuados com um aparelho de 16 detectores da *GENERAL ELECTRIC HEALTHCARE*, que entrou em serviço em 2012 no serviço de imagiologia médica do hospital universitário Mohamed Taher Maâmouri de Nabeul, ou com um aparelho de 16 detectores do mesmo fabricante, que entrou em serviço em 2004 no hospital de Sahloul.

Uma aquisição de volume helicoidal cranio-caudal estendeu-se da base do pescoço até ao pólo superior do rim direito em inspiração profunda seguida de apneia mantida durante cerca de 15 segundos.

A origem dos troncos supra-aórticos e das artérias diafragmáticas foi incluída para procurar a origem de quaisquer artérias sistémicas não brônquicas que devessem ser identificadas antes da embolização das artérias brônquicas (EBA).

A aquisição foi realizada imediatamente após a injeção de meio de contraste iodado não iónico (ICP) concentrado a 350 ou 370 mg/dl. O objetivo era opacificar tanto as artérias brônquicas como as artérias pulmonares.

Uma aquisição de PDCI sem injeção, centrada nas supra-renais, foi realizada sempre que se suspeitava de neoplasia pulmonar.

As precauções tomadas foram :

- A procura de uma possível reação de hipersensibilidade à PDCI.
- Controlo da função renal através do cálculo da depuração da creatinina.
- Verificação da presença de uma linha venosa de bom calibre, de calibre 18, ao nível do cotovelo permeável.
- O caudal foi de 3,5 a 4 ml/s.
- A quantidade de PDCI foi calculada em função do tempo de aquisição, da taxa de fluxo e da quilovoltagem. O critério de qualidade foi o realce vascular maior que 300 unidades Hounsfield. A região de interesse (ROI) foi posicionada na aorta descendente.
- Os parâmetros do scanner (kilovoltagens e miliamperes) foram adaptados ao peso do paciente para obter a melhor qualidade de imagem com a menor exposição possível à radiação.

As reconstruções foram efectuadas utilizando uma espessura de secção de 1,25 mm e um intervalo de 1 mm com filtros de alta resolução para pulmões e tecidos moles.

3.1.4.2.2. Interpretação

Os dados do scanner foram transferidos para consolas de pós-processamento dedicadas (Advantage 4.6). Os exames foram lidos por dois radiologistas, um júnior e um sénior, utilizando reconstruções multiplanares e software de pós-processamento como o MIP (Projeção de Intensidade Máxima) ou o minIP (Projeção de Intensidade Mínima).

As leituras foram efectuadas em diferentes janelas: mediastínica, pulmonar e óssea.

3.1.4.2.2.1. Semiologia básica da TC torácica

a. Diagnóstico positivo, topografia e extensão

Os sinais que apontam para o local da hemorragia foram especificados através da procura de [9,10]sob a forma de :

✓ <u>Intervalos de hiperdensidade do vidro fosco [11]</u>

A "vertrepoli" representa um aumento da densidade do parênquima pulmonar. Os vasos no seu interior permanecem visíveis e de calibre normal.

✓ Condensações parenquimatosas[11]

A condensação parenquimatosa corresponde a um aumento da densidade pulmonar que esbate os contornos dos vasos, ao contrário das hiperdensidades em "vidro fosco".

✓ Micronódulos centrilobulares

Um micronódulo é um aumento focal da densidade do parênquima pulmonar, de forma arredondada, com limites claros, regulares ou irregulares ou esbatidos e um eixo principal inferior a 3 mm.

Os micronódulos centrilobulares devem-se a uma distribuição broncogénica. Localizam-se no centro dos lóbulos pulmonares secundários, em contacto com os bronquíolos e as arteríolas terminais, longe do interstício pleural, das bainhas conjuntivas peribroncovasculares e dos septos interlobulares.

✓ Espessamento regular dos septos intra e inter-lobulares

Definida pela visibilidade anormal de um septo intra ou interlobular espessado.

✓ Aspeto de "pavimentação louca

Definida por um espessamento regular dos septos inter e intra-lobulares no interior de hiperdensidades em "vidro despolido".

Foi estudada a extensão dos estigmas de hemorragia recente e a sua topografia de acordo com a segmentação dos brônquios.

Optámos por avaliar a extensão da doença como uma percentagem do número de segmentos pulmonares afectados dos 20 segmentos pulmonares:

- Ausente: Não foi atingido nenhum segmento.
- Moderado: 1 a 25% (1 a 5 segmentos).
- Gama: 25% a 50% (de 6 a 10 segmentos).
- Grave: 50 a 75% (11 a 15 segmentos).
- Crítico: 75 a 100% (de 16 a 20 segmentos).

b. Diagnóstico etiológico

- Foram observadas anomalias parenquimatosas que apontavam para a etiologia da hemorragia:

- ✓ Nódulo: um nódulo é um aumento focal da densidade do parênquima pulmonar, de forma arredondada, com um diâmetro médio estritamente superior a 3 mm e inferior a 30 mm.
- ✓ Massa: corresponde à mesma definição de nódulo, mas com um diâmetro médio superior a 30 mm. Os seus contornos podem ser regulares, irregulares ou espiculados.
- ✓ Condensação parenquimatosa: corresponde a um aumento da densidade do parênquima pulmonar, esbatendo os limites vasculares. Pode ser escavado, com cavitação de densidade aérea, sugestivo de tuberculose.
- ✓ Sequelas da tuberculose: nódulos calcificados, condensações retrácteis, placas pleurais ou bronquiectasias.
- ✓ Dilatação brônquica (DBD): definida por um aumento anormal do calibre do brônquio com um eixo menor superior ao calibre da artéria adjacente ou pela ausência de uma diminuição do calibre do brônquio em pelo menos 2 cm ou pela visibilidade do brônquio sub pleural. [12].
- ✓ Sinais de fibrose parenquimatosa com
    - o Imagens "favo de mel" correspondentes a lesões quísticas regulares em estratos.
    - o Distorção da cissura: perda da regularidade de uma cissura.
    - o Distorção broncovascular e bronquiectasia de tração, com deformação das vias brônquicas e vasculares devido à retração e à redução do volume pulmonar.

c. Estudo da vascularização pulmonar

- Circulação sistémica brônquica e não brônquica
    - ✓ As artérias brônquicas foram definidas:
        - Tronco bronco-intercostal direito.
        - Tronco bronquial comum direito-esquerdo.
        - Tronco brônquico direito ou esquerdo.
        - Outras variantes.
    - ✓ Foi efectuada uma contagem das artérias sistémicas brônquicas patológicas (BSA) e das artérias sistémicas não brônquicas (NBSA) detectáveis em TC.

- ✓ Para cada artéria brônquica considerada responsável pela hemorragia, foram fornecidas as seguintes informações:
    - o O seu óstio é visto. É :
        - ▪ Brônquio sistémico ortotópico se surgir da aorta entre D5 e D6[11].
        - ▪ Ectopia brônquica sistémicaquando se origina da aorta, mas não se opõe a D5 e D6, ou da artéria mamária interna, da artéria subclávia, da artéria diafragmática, do tronco braquiocefálico ou do tronco tireo-cervical [11,13,14]. Em todos os casos, essas artérias acompanham os brônquios.
        - ▪ Bronquial não sistémico quando o seu trajeto é pleural com um espessamento oposto superior a 3 mm [11,15]. Entram no tórax fora do hilo pulmonar e não seguem o trajeto dos brônquios.
    - o O seu diâmetro: ao nível da bifurcação brônquica no mediastino. Considerou-se que uma artéria brônquica estava dilatada quando o seu diâmetro ultrapassava os 2 mm.
    - o O seu trajeto através do mediastino, do hilo e/ou do parênquima pulmonar.
    - o O seu grau de tortuosidade: mínimo, moderado ou significativo.

Considerou-se que uma artéria era responsável pela hemorragia se fosse dilatada e tortuosa.

A ATDM foi considerada capaz de detetar uma artéria responsável por uma hemorragia quando detectou o seu óstio e foi capaz de a seguir até ao mediastino.

Procurámos anastomoses arteriais perigosas, em particular a presença de uma artéria espinal anterior.

- Circulação arterial pulmonar

  A presença de :

    - ✓ Embolia da artéria pulmonar.
    - ✓ Um aneurisma da artéria pulmonar.
    - ✓ Uma fístula arterio-bronquial.

3.1.4.3. Angiografia arterial

Todos os pacientes foram submetidos a uma angiografia arterial para o BEI.

- Procurou-se sistematicamente uma contraindicação para este procedimento, como a presença de uma artéria espinal anterior. èmeèmeèmeEsta artéria nasce normalmente das 2, 3 ou 4 artérias intercostais direita e esquerda [1,16]. Estas artérias intercostais podem ter origem no tronco bronco-intercostal. Nestes casos, a EAB pode ser complicada por isquémia da medula óssea.
- Foi solicitado o consentimento do doente antes da angiografia e do BIA.
- O objetivo do EAB era reduzir a pressão sanguínea dos vasos patológicos enfraquecidos pelo processo inflamatório crónico e impedir o recrutamento de vasos colaterais não brônquicos. [17].
- **Técnicas de produção**

1. Monitorização do doente com frequência cardíaca, pressão arterial, eletrocardiograma e saturação arterial de oxigénio.[18].
2. Anestesia local com lidocaína no local da punção.
3. Abordagem arterial femoral utilizando um stent 5French.
4. Cateterização selectiva de artérias brônquicas e não brônquicas consideradas patológicas na CTAT com um cateter.
5. Injeção de meio de contraste.
6. Aquisição de imagens angiográficas.
7. A embolização da artéria culpada é efectuada sempre que possível.

- Os pontos registados foram :
    - A topografia da hemorragia.
    - Tipo de artéria hemorrágica: ASB ou ASNB.
    - A presença ou ausência de um blush parenquimatoso, que corresponde à passagem da PDIC para o parênquima pulmonar.
    - A presença de um shunt contracorrente sistémico-pulmonar em relação à hipervascularização sistémica.
    - O procedimento efectuado, especificando o tipo de moléculas utilizadas .
    - O resultado:
        - Sucesso imediato do BIA: definido como a cessação imediata da hemorragia.

- Caso contrário, a embolização falha.

- A ocorrência de uma complicação pós-ABE: isquémia da medula espinal, isquémia cerebelar, síndrome coronária aguda ou necrose brônquica.

3.1.5. Dados de acompanhamento clínico

Definimos a duração do seguimento como o período entre a data da embolização e a data da última consulta, morte ou fim do estudo.

Definimos a recorrência como o reaparecimento da hemoptise (avaliada por um médico), independentemente da sua dimensão. Dependendo do tempo de início, considerámos a recorrência :

- Imediata ou de curto prazo se ocorrer dentro de 03 meses após a EAB.
- Médio prazo se ocorrer entre 03 meses e 1 ano após a EAB.
- Longo prazo se ocorrer após 01 ano.

4. Análise estatística

A análise estatística dos dados foi efectuada com recurso ao software estatístico IBM SPSS (Statistical Package for the Social Sciences) versão 20.0.

4.1. Testes estatísticos

Estudo descritivo

As variáveis qualitativas foram descritas em termos de números observados e frequências (%).

Para as variáveis quantitativas, a distribuição dos dados foi estudada através dos coeficientes de assimetria e curtose e dos testes de normalidade. Estas variáveis foram descritas por médias e desvios-padrão, no caso de uma distribuição normal, e por medianas e intervalos interquartis, no caso contrário.

Estudo analítico

Para analisar a associação entre duas variáveis qualitativas, foi utilizado o teste chi2 de Pearson para comparar duas frequências, se as condições de aplicação estivessem reunidas, e o teste de Fischer, se não estivessem.

Para analisar a associação entre uma variável qualitativa e uma variável quantitativa, foi utilizado o teste não paramétrico Mann Whitney.

Foram utilizados os testes emparelhados de McNemar para comparar duas frequências emparelhadas, se as condições de aplicação estivessem preenchidas, e o teste de Fischer, caso contrário.

$_{95\%}$No estudo multivariado, o risco foi calculado utilizando o Odds Ratio (OR) com um intervalo de confiança de 95% (IC).

Para estimar o desempenho, foram utilizados os parâmetros de sensibilidade, especificidade, valor preditivo positivo (PPV) e valor preditivo negativo (NPV).

O limiar de significância foi fixado em $p \leq 5\%$.

5. Pesquisa bibliográfica

A bibliografia foi compilada utilizando o software Zotero.

Os dados para o nosso estudo foram obtidos a partir de :

- PubMed (http://www.ncbi.nlm.nih.gov/pubmed).
- Science direct (http ://www.sciencedirect.com).
- Google Scholar (https://scholar.google.com).
- Elsevier Masson Consulte (https://www.em-consulte.com).

As palavras-chave utilizadas foram :

- Hemoptise.
- Angioscanner.
- Angiografia.
- Diagnóstico.
- Prognóstico.
- Embolização por cateter balão.

6. Ética e conflitos de interesses

Dado o carácter retrospetivo do estudo, não foi solicitado qualquer consentimento.

Os dados foram recolhidos de forma a respeitar o anonimato dos pacientes e a confidencialidade das suas informações.

Não temos conflitos de interesses a declarar neste estudo.

RESULTADOS

1. Estudo descritivo

Foram incluídos no estudo 58 doentes.

1.1. Caraterísticas da população

1.1.1. Idade

A idade média dos doentes era de 55,3 anos. Os grupos etários mais afectados foram os de 40-59 e 60-79 anos(Figura 1).

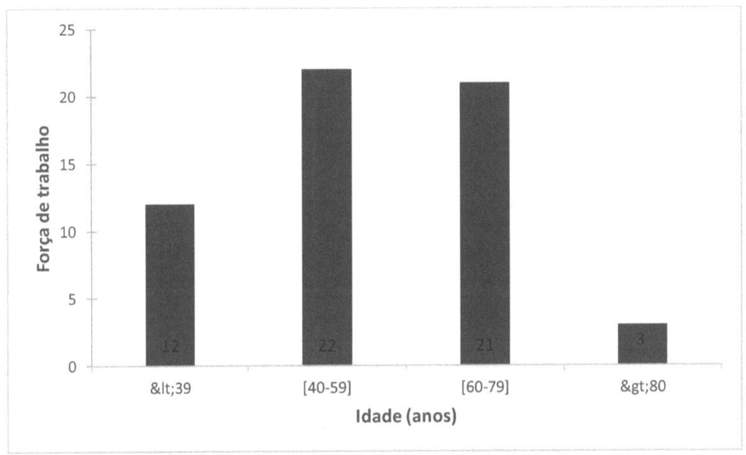

Figura 1 Repartição dos doentes por grupo etário .

1.1.2. Género

O rácio entre os sexos masculino e feminino foi de 2,8 (Figura2).

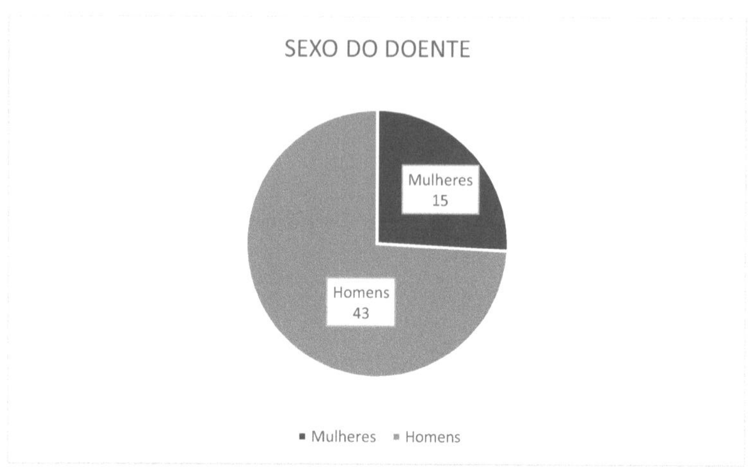

Figura 2 Repartição dos doentes por sexo .

1.1.3. Hábitos

1.1.3.1. Fumar

Cerca de dois terços dos doentes eram fumadores (Figura3).

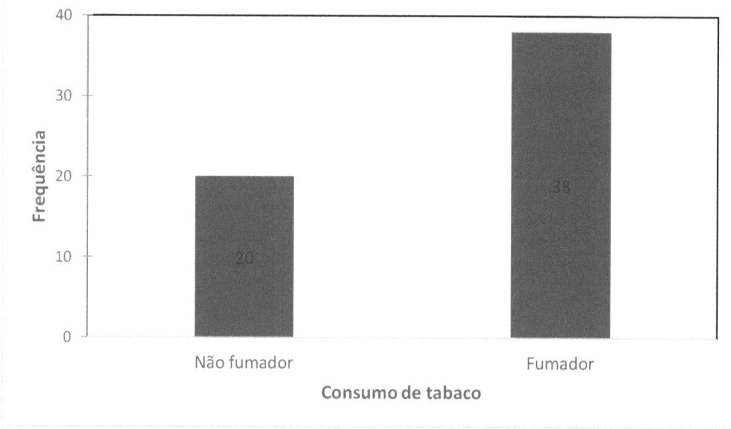

Figura 3 Distribuição dos pacientes de acordo com os hábitos tabágicos .

1.1.4. História patológica

1.1.4.1. Doenças cardiovasculares

Dezassete doentes tinham antecedentes de doença cardiovascular. Estes antecedentes estão resumidos na Tabela I.

Mesa I Distribuição dos doentes por antecedentes de doença cardiovascular

Antecedentes cardiovasculares	N (%)
Hipertensão	14 (24,1%)
Doença cardíaca	5 (8,6%)

1.1.4.2. Doenças respiratórias

Catorze doentes (24,1%) tinham antecedentes conhecidos de doença respiratória à data do estudo (tabela II).

Tabela II Distribuição dos doentes de acordo com os antecedentes de doença respiratória

História respiratória	N (%)
Dilatação dos brônquios	8 (13,8%)
Tuberculose pulmonar	4 (6,9%)
Neoplasia pulmonar conhecida	2 (3,4%)

1.2. Estudo clínico

1.2.1. Sinais respiratórios

1.2.1.1. Hemoptise

Todos os doentes incluídos no estudo apresentavam hemoptise considerada maciça.

1.2.1.2. Dificuldade respiratória aguda grave

Dois dos 58 pacientes apresentaram dificuldades respiratórias agudas na admissão e necessitaram de reanimação antes de serem transferidos para o departamento de respiração.

1.2.1.3. Saturação de oxigénio

A saturação de oxigénio por pulso do dedo foi registada em todos os doentes à entrada, o que permitiu dividi-los em quatro categorias(Figura4).

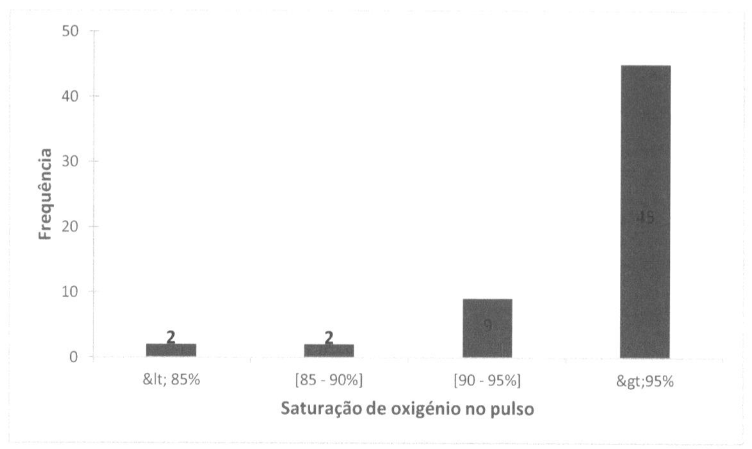

Figura4 Distribuição dos doentes de acordo com a saturação de oxigénio de pulso na admissão .

1.2.1.4. Frequência respiratória

A frequência respiratória mínima foi de 14 cpm (ciclos por minuto) e a máxima de 20 cpm, com uma média de 15,8 cpm.

1.2.2. Sinais extra-respiratórios

Cinco pacientes apresentaram sinais extra-respiratórios, conforme detalhado na Tabela III.

Tabela III Sinais extra-respiratórios

Sinais extra-respiratórios	N (%)
Sinais neurológicos	03 (5,2%)
Adenopatia periférica	01 (1,7%)
Estado de choque	01 (1,7%)

1.2.3. Tratamento percutâneo por embolização da artéria brônquica

Todos os pacientes incluídos no estudo foram submetidos a BIA em momentos diferentes.

1.2.4. Tempo entre o início dos sintomas e a embolização da artéria brônquica

O tempo médio entre a hemoptise e a embolização foi de 10,3 dias, com um mínimo de 1,5 dias e um máximo de 74 dias.

1.2.5. Tempo entre o diagnóstico positivo e a embolização da artéria brônquica

O tempo médio entre o diagnóstico e o tratamento percutâneo com BIA foi de 5,4 dias, com extremos de 0 dias e 21 dias.

1.2.6. Duração do internamento hospitalar

O tempo médio de internamento no serviço de pneumologia foi de 11,8 dias, com extremos de 03 dias e 60 dias.

1.2.6.1. Duração do internamento hospitalar antes da embolização

A média foi de 6 dias, com um mínimo de 0 dias e um máximo de 39 dias.

1.2.6.2. Duração da hospitalização após a embolização

A média foi de 5,5 dias, com um mínimo de 01 dia e um máximo de 21 dias.

1.3. Dados endoscópicos

Dos 58 pacientes incluídos no estudo, 51 (88%) foram submetidos à fibroscopia brônquica antes do tratamento percutâneo com o EAB. A fibroscopia brônquica foi efectuada à distância nos restantes 07 doentes (12%) e repetida à distância em mais 11 doentes.

1.3.1. Condições de endoscopia

A exploração foi completa em 36 doentes, ou seja, em 62,1% dos casos. Foi incompleta em 24,1% dos casos devido a estenose ou obstrução brônquica intransponível ou hemorragia importante.

O procedimento foi interrompido em 8 casos (13,8%) devido a uma fraca tolerância.

1.3.2. Resultados da endoscopia brônquica

Nos casos investigados antes do EAB, a fibroscopia brônquica foi normal em 11 pacientes (21,5% dos casos) e patológica em 40 casos (78,4% dos pacientes investigados) (Tabela IV).

Tabela IV Distribuição dos doentes de acordo com o local de hemorragia na endoscopia

Local da hemorragia		N (%)
Indeterminado		15 (29,4%)
Conhecido	Árvore brônquica direita	21 (41,1%)
	Árvore brônquica esquerda	15 (29,4%)

1.4. Dados de imagiologia

1.4.1. Radiografia do tórax

Foi efectuada uma radiografia do tórax em todos os casos. Era normal em 31% dos doentes (n=18) e patológica nos restantes.

1.4.1.1. Resultados relacionados com o local da hemorragia

Vinte e quatro doentes apresentavam sinais radiográficos sugestivos do local da hemorragia (Tabela V).

Mesa V Distribuição dos pacientes de acordo com os sinais radiográficos que apontam para o local da hemorragia

Anomalia radiográfica		N (%)
Não		34 (58,7%)
Síndrome intersticial		6 (10,3%)
Síndrome alveolar	Unilateral	15 (25,9%)
	Bilateral	3 (5,2%)

1.4.1.2. Resultados em relação à etiologia da hemorragia

Trinta e sete doentes tinham achados na radiografia de tórax que sugeriam a etiologia da hemorragia (Tabela VI).

Tabela VI Distribuição dos pacientes de acordo com os sinais radiográficos sugestivos da etiologia da hemorragia

Anomalia radiográfica	N (%)
Nódulo	4 (6,9%)
Micronódulos	4 (6,9%)

Atelectasia			1 (1,7%)
Opacidade	Redondo	Proximal	8 (13,8%)
		Periférico	1 (1,7%)
	Espiculado	Proximal	7 (12,1%)
		Periférico	0 (0%)
Escavação			4 (6,9%)

1.4.2. Angiografia por TC torácica

Todos os doentes foram submetidos a uma tomografia computorizada torácica. As tomografias foram normais em 4 doentes (6,9% dos casos) e patológicas em todos os outros casos.

1.4.2.1. Sinais que apontam para o local da hemorragia

1.4.2.1.1. Frequência

Foram encontrados estigmas de hemorragia recente em 46 casos, ou seja, 79,3% dos exames (Figura5).

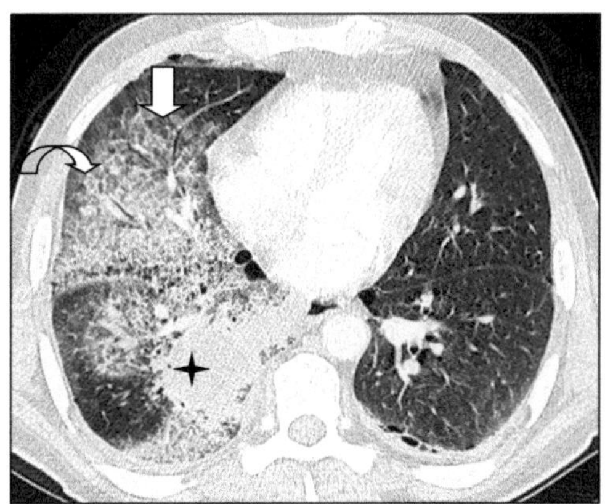

Figura5S ecção axial de uma angiografia por TC torácica de um doente com hemoptise maciça, mostrando estigmas de hemorragia recente no pulmão direito com áreas de hiperdensidade em "vidro despolido" (seta), condensação parenquimatosa (estrela) e um aspeto de "pavimentação maluca" (seta curva).

1.4.2.1.2. Âmbito de aplicação

O número médio de segmentos pulmonares afectados foi de 6,6, com extremos de 1 e 19 (Tabela VII).

Tabela VII Distribuição dos doentes de acordo com a extensão dos estigmas hemorrágicos na ATDM

Extensão dos estigmas de hemorragia recente	N (%)
Ausente	12 (20,7%)
Moderado **1-25% (1 a 5 segmentos)**	19(32,8%)
Âmbito de aplicação **26-50% (6 a 10 segmentos)**	14(24,1%)
Grave **51-75% (6 a 15 segmentos)**	8 (13,8%)
Revisão **76-100% (16 a 20 segmentos)**	5 (8,6%)

1.4.2.1.3. Predominantemente

Para cada exame, foi anotado o local principal da hemorragia (quadro VIII), exceto em 3 casos em que os estigmas de hemorragia recente eram difusos e bilaterais.

Tabela VIII Distribuição dos doentes de acordo com a predominância de estigmas hemorrágicos na ATDM

Localização	Frequência N(%)
Um lobo direito	20 (34,5%)
Um lobo esquerdo (Figura6)	15 (25,9%)
Um lobo direito e um lobo esquerdo	2 (3,4%)
Pulmão direito	4 (6,9%)
Pulmão esquerdo	2 (3,4%)

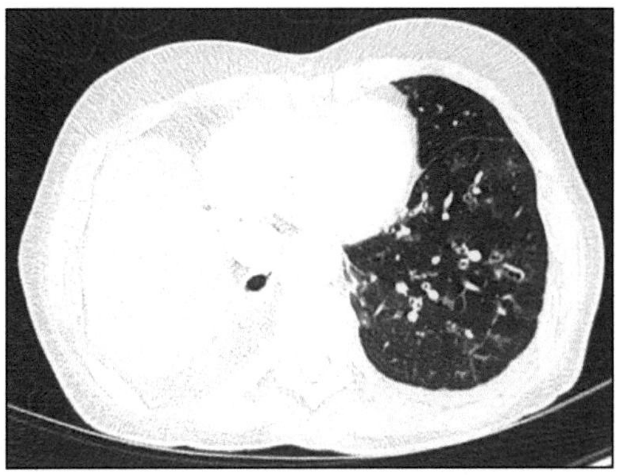

Figura6S ecção axial de uma angiografia por TC torácica na janela parenquimatosa mostrando estigmas hemorrágicos centrados no lobo inferior esquerdo sob a forma de algumas áreas em vidro despolido associadas a DDB.

1.4.2.2. Frequência dos sinais parenquimatosos e mediastínicos que sugerem a etiologia da hemoptise maciça

Após a análise das 58 DTC torácicas, resumimos os resultados no Quadro IX.

Tabela IX Frequência dos exames que sugerem a etiologia da hemoptise maciça

Sinal escanográfico	Frequência N (%)
Nódulo parenquimatoso	10 (17,2%)
Massa suspeita	13 (22,4%)
Caverna tuberculosa (Figura7)	7 (12,1%)
Sequelas da tuberculose pulmonar	8 (13,8%)
Fibrose pulmonar	4 (6,8%)
Condensação parenquimatosa não sistemática	3 (5,2%)
Dilatação dos brônquios(Figura8)	30 (51,7%)
Colapso do parênquima	8 (13,8%)

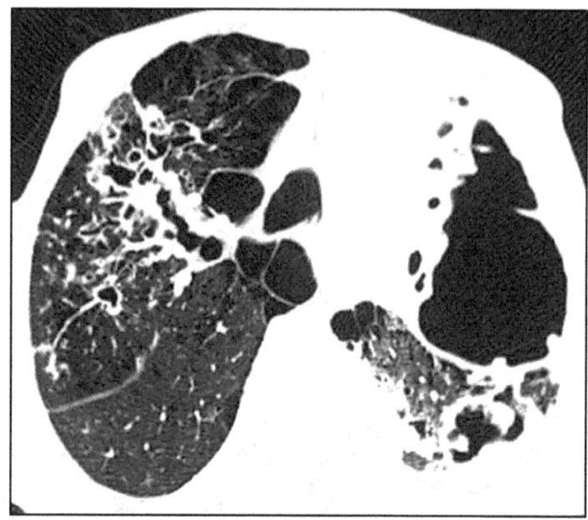

Figura7 Secção axial de uma angiografia por TC na janela parenquimatosa mostrando condensação parenquimatosa no lobo superior esquerdo com cavidades consistentes com as sequelas da tuberculose.

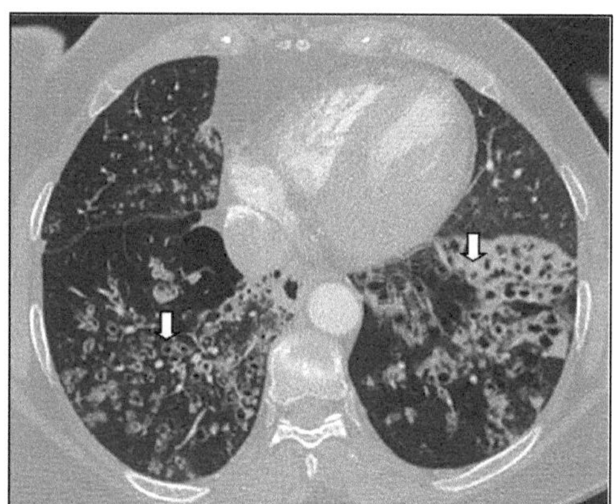

Figura8S ecção axial de um angiograma de TC torácica na janela parenquimatosa mostrando focos bilaterais de DDB (setas) associados a espessamento parietal brônquico difuso e condensação parenquimatosa.

1.4.2.3. Etiologia retida na tomografia computorizada torácica

No final do estudo clínico-biológico e após análise das DTAs, foi selecionada uma etiologia final para a hemorragia em cada doente (Tabela X).

Mesa X Etiologias de hemorragias detectadas por angiografia por TC

Etiologia	Frequência N(%)
1. Infecioso :	
a. Tuberculose	4 (6,9%)
b. Aspergiloma (Figura9)	2 (3,4%)
2. Tumor :	
a. Cancro broncopulmonar	11 (19,0%)
b. Metástases pulmonares	2 (3,4%)
3. Bronquiectasias :	22 (37,9%)
4. Associações :	
a. Tuberculose e cancro broncopulmonar:	1 (1,7%)
b. Cancro broncopulmonar e bronquiectasias:	1 (1,7%)
c. Tuberculose e bronquiectasias:	1 (1,7%)
5. Pneumoconiose complicada por fibrose :	1 (1,7%)
6. Malformações pulmonares e vasculares :	
a. Retorno venoso anormal com hipertensão pulmonar secundária:	1 (1,7%)
b. Fístula arterial brônquica :	1 (1,7%)
c. Aneurisma da artéria pulmonar :	1 (1,7%)
d. Sequestro pulmonar :	1 (1,7%)
7. Idiopático :	9 (15,5%)

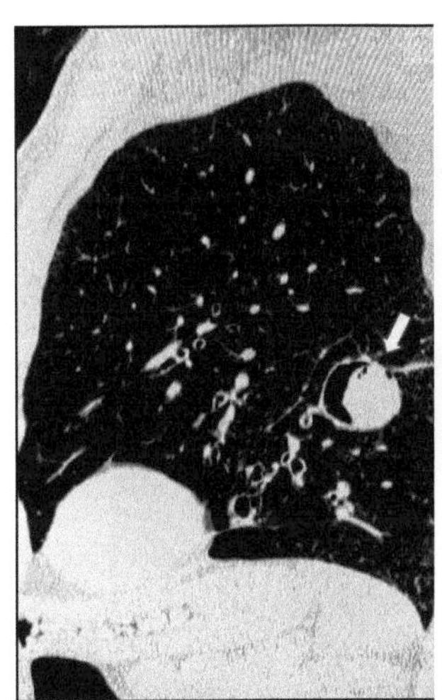

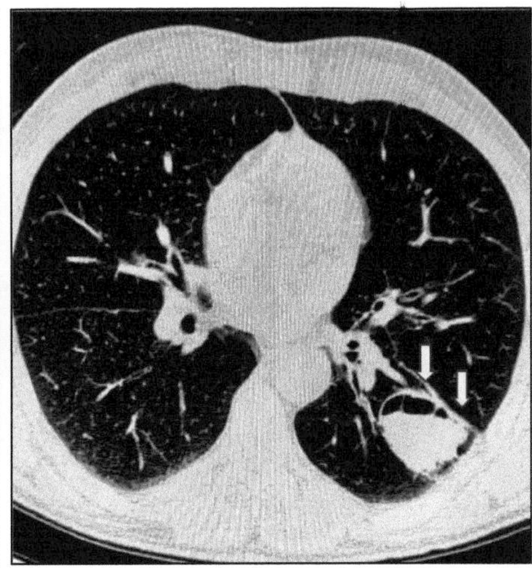

Figura9 Cortes sagitais e axiais de uma angiografia por TC torácica na janela parenquimatosa de um doente com hemoptise maciça, mostrando uma sequela de tuberculose no segmento apical do lobo inferior esquerdo com enxerto secundário de aspergillus.

1.4.2.4. Sinais ecográficos que apontam para a artéria hemorrágica

1.4.2.4.1. Frequência de diferentes disposições anatómicas das artérias brônquicas

O crescimento das artérias sistémicas brônquicas foi determinado de acordo com 4 tipos (Tabela XI).

Tabela XI Frequência dos diferentes tipos de nascimentos de artérias brônquicas

Esquema anatómico	Frequência N (%)
Tronco bronco-intercostal direito (Figura10)	42 (72,4%)
Tronco bronquial comum direito-esquerdo	13 (22,4%)
Tronco brônquico direito	1 (1,7%)
Tronco brônquico esquerdo	1 (1,7%)
Outras variantes	1 (1,7%)

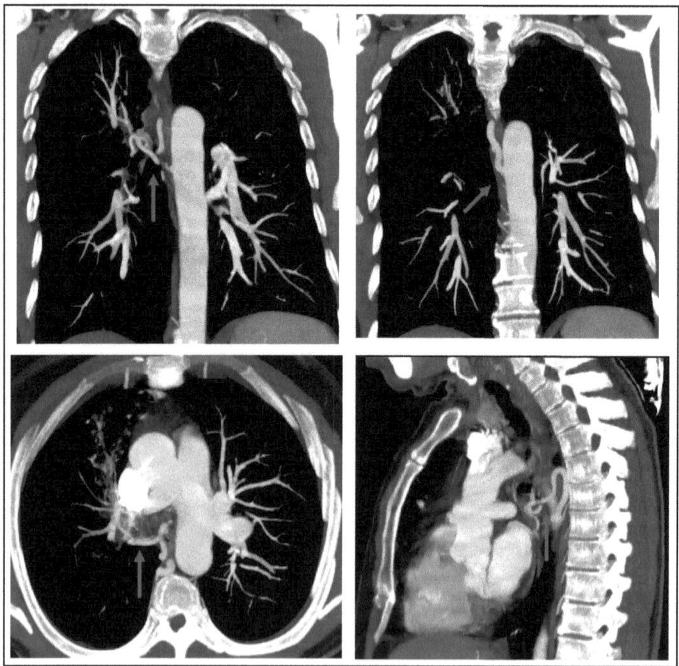

Figura10 Imagens de reconstrução MIP em 3 planos do espaço de um doente com hemoptise maciça, mostrando um tronco bronco-intercostal direito dilatado e tortuoso (setas vermelhas) responsável pela hemorragia.

1.4.2.4.2. Artérias brônquicas identificadas

Após a releitura das 58 tomografias torácicas, 84 artérias sistémicas identificadas foram consideradas patológicas. Cinquenta e cinco eram artérias sistémicas brônquicas (65,4%), incluindo 40 artérias ortotópicas (72,7%) e 15 artérias ectópicas (Figura11), ou seja, 27,2%. Vinte e nove (34,5%) eram artérias sistémicas não brônquicas.

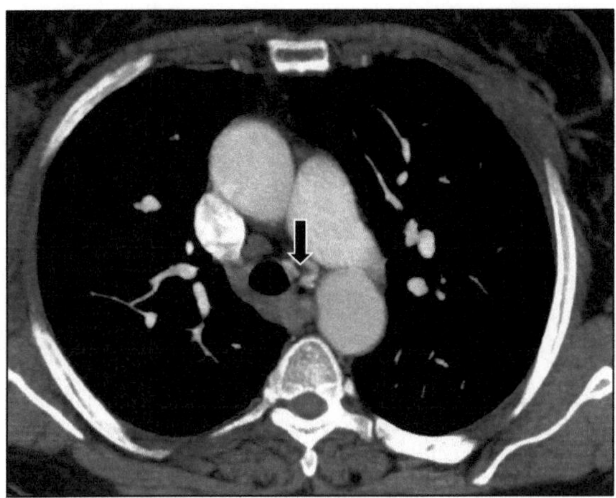

Figura11 Secção axial na janela do mediastino da angiografia por TC de um doente que foi consultado por hemoptise maciça, mostrando uma artéria brônquica direita ectópica proveniente da aorta descendente em D3. Estava dilatada e era tortuosa.

1.4.2.4.3. Caraterísticas das artérias consideradas patológicas na angiografia por TC

1.4.2.4.3.1. Diâmetro

Um ASB foi considerado dilatado se o seu diâmetro fosse maior ou igual a 2 mm. Os ASBs retos tinham um diâmetro médio de 3,2 mm, com extremos variando de 2 a 6,2 mm. Os ASBs esquerdos tinham um diâmetro médio de 3 mm, com extremos que variavam de 2 a 4,6 mm.

1.4.2.4.3.2. Ostium

O óstio de todas as artérias culpadas foi identificado na tomografia computorizada, ou seja, em 100% dos casos (Figura12).

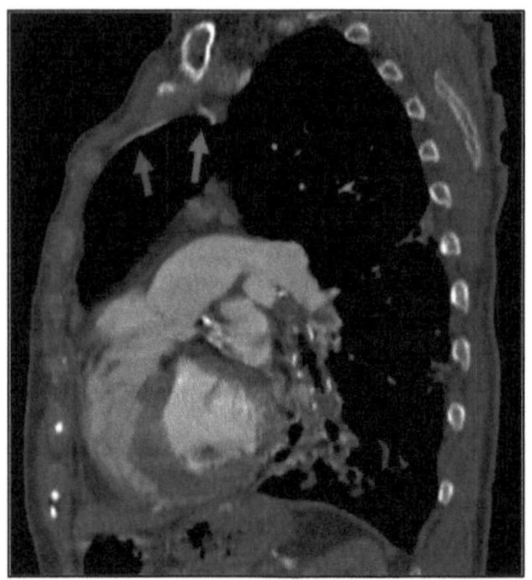

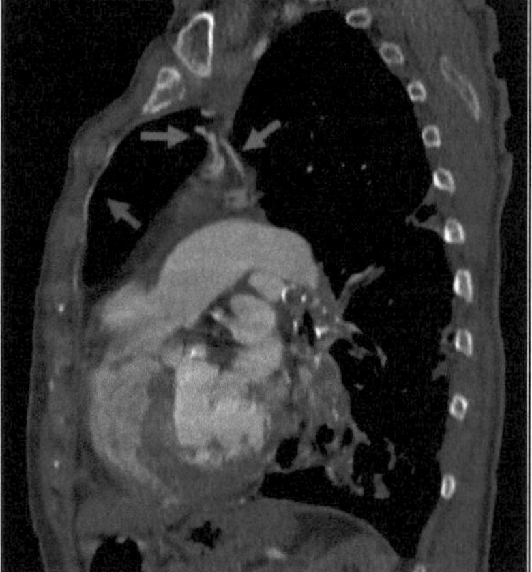

Figura12 Cortes sagitais de uma angiografia por TC torácica na janela do mediastino com reconstruções MIP, de um doente consultado por hemoptise maciça. Mostra uma artéria brônquica esquerda ectópica (seta vermelha) proveniente da artéria mamária interna homolateral (seta azul). É dilatada e tortuosa e une-se ao parênquima pulmonar através do hilo.

1.4.2.4.3.3. Rota

O trajeto das várias artérias patológicas foi seguido por TAC. Os resultados estão resumidos na Tabela XII.

Tabela XII Rastreabilidade das artérias sistémicas patológicas de acordo com o tipo

Via arterial	ASB - Frequência n (%)	ASNB - Frequência n (%)
Sem acompanhamento	0 (0%)	0 (0%)
Seguimento no mediastino	8 (14,5%)	1 (3,4%)
Acompanhamento no hilo	24 (43,6%)	8 (27,6%)
Acompanhamento no parênquima	23 (41,8%)	20 (69,0%)

1.4.2.4.3.4. Tortuosidade

O grau de tortuosidade das artérias patológicas foi avaliado por TC. Os resultados estão resumidos na Tabela XIII.

Tabela XIII Grau de tortuosidade das artérias sistémicas patológicas por grau de tortuosidade

Grau de tortuosidade	ASB - Frequência N (%)	ASNB - Frequência N (%)
Sem tortuosidade	0(0%)	0 (0%)
Minime	12 (21,8%)	3 (10,3%)
Moderado	21(38,2%)	5 (17,2%)
Importante	22 (40,0%)	21 (72,4%)

1.4.2.4.4. Artéria retida responsável por hemorragia na angiografia por TC

O nosso objetivo era identificar uma ou duas das artérias mais patológicas responsáveis pela hipervascularização pulmonar em cada TC. Estas artérias foram selecionadas em 49 casos e consideradas como candidatas a EAB após revisão das DTMs.

1.4.2.4.4.1. Tipo

Dividimos estas artérias consideradas culpadas de acordo com o seu tipo e lado para cada ATDM (Tabela XIV).

Tabela XIV Distribuição das artérias culpadas para cada angiografia por TC de acordo com o tipo e o lado.

Artéria culpada	Frequência N (%)
1. Circulação arterial sistémica brônquica	**38 (65,6%)**
a. Direito ASB	19 (32,8%)
b. ASB esquerda	8 (13,8%)
c. SBAs bilaterais	11(19%)
2. Circulação arterial sistémica não brônquica	**6 (10,4%)**
a. **ASNB direito** (Figura13)	3 (5,2%)
b. ASNB esquerdo (Figura14)	3 (5,2%)
3. As duas circulações	**5 (8,6 %)**

4. Não determinado	9 (15,5 %)

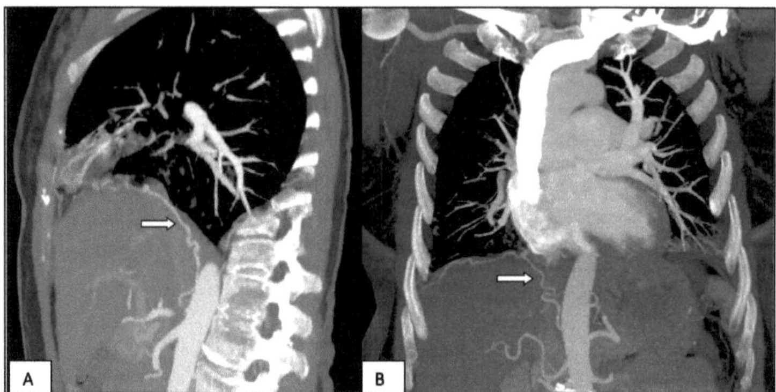

Figura13 Secções sagital (A) e coronal (B) de uma angiografia por TC torácica na janela do mediastino com reconstruções MIP mostrando uma artéria frénica inferior direita dilatada e tortuosa (seta) num doente com hemoptise maciça. Esta artéria, considerada culpada na angiografia por TC, foi embolizada com sucesso.

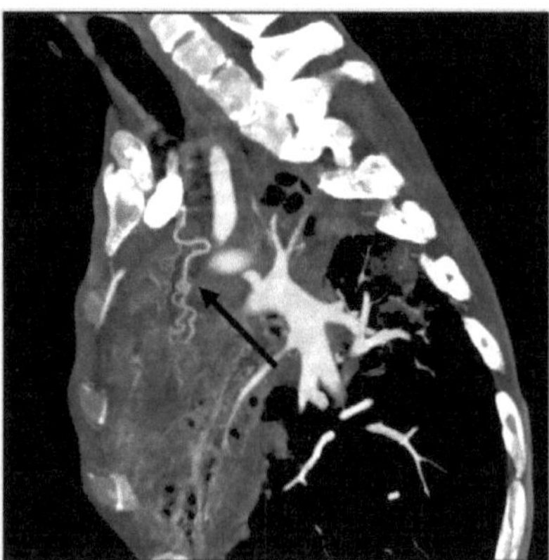

Figura14C orte sagital de uma angiografia por TC torácica na janela do mediastino com reconstruções MIP mostrando hipervascularização sistémica não brônquica com origem na artéria mamária interna esquerda (seta).

1.4.2.4.5. Deteção da artéria espinal anterior na angiografia por TC

Não foram detectados ASAs quando os exames de TC foram relidos.

1.4.3. Angiografia dos brônquios

Todos os doentes incluídos no estudo foram submetidos a angiografia percutânea para fins terapêuticos.

1.4.3.1. Sinais angiográficos

Quarenta e dois doentes (72,4%) apresentavam sinais angiográficos, que se encontram resumidos na Tabela XV.

Tabela XV Resultados da angiografia brônquica .

Sinal angiográfico	Frequência (%)
Rubor parenquimatoso	11 (19%)
Shunt pulmonar sistémico	25 (43,1%)
Extravasamento do meio de contraste	3 (5,2%)
Aneurisma da artéria pulmonar	1 (1,6%)
Presença de um ASA	2 (3,4%)
Sem sinais	16 (27,5%)

1.4.3.2. Artéria considerada responsável pela hemorragia na angiografia

1.4.3.2.1. Visitar

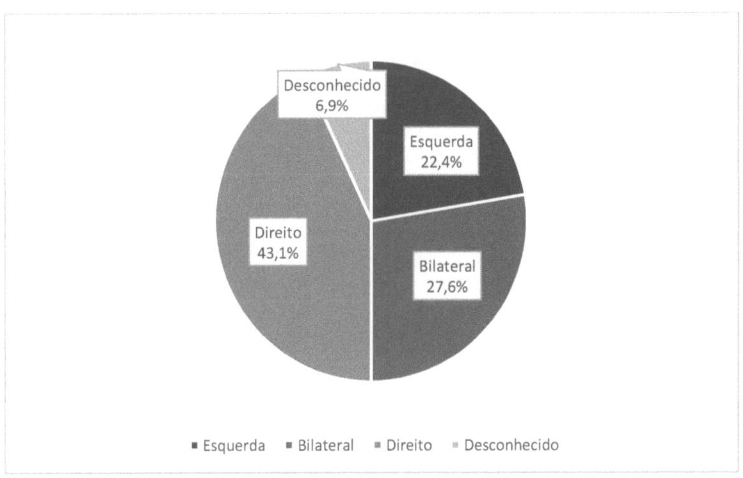

Figura15 Lado angiográfico da artéria culpada

1.4.3.2.2. Tipo

Para cada caso, as artérias culpadas detectadas na angiografia foram divididas de acordo com seu tipo e lado, como na ATD, na Tabela XVI. Nos casos em que não foi detectado nenhum ASB ou ASNB culpado, foi efectuada a opacificação da circulação arterial pulmonar.

Tabela XVI Distribuição das artérias culpadas para cada angiografia de acordo com o tipo e o lado

Artéria culpada	Frequência n (%)
1. Circulação arterial sistémica brônquica	**46 (79,3%)**
a. Direito ASB	22 (37,9%)
b. ASB esquerda	8 (13,8%)
c. SBAs bilaterais	16 (27,6%)
2. Circulação arterial sistémica não brônquica	**5 (8,6%)**
a. Direito ASNB	2 (3,4%)
b. ASNB esquerda	3 (5,2%)
3. As duas circulações	**2 (3,4%)**
4. Não determinado	**5 (8,6%)**

1.4.4. Embolização da artéria brônquica

Todos os doentes foram tratados com EAB. Em 55 casos, foram embolizadas as artérias brônquicas consideradas culpadas na angiografia. A embolização apenas da artéria brônquica direita foi a mais frequente (n=17; 29,3%). Em três casos, foi efectuada embolização da artéria pulmonar.

1.4.4.1. Partícula embolizante

Para cada EAB, foi anotada a partícula utilizada (Figura16).

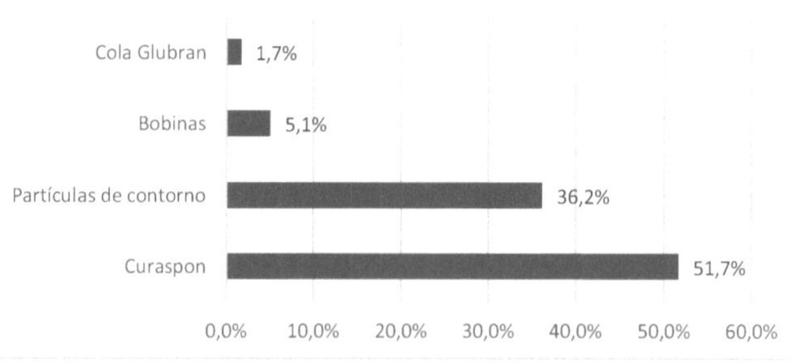

Figura16 Partículas utilizadas no ensaio EAB

1.4.4.2. Resultados

1.4.4.2.1. Sucesso imediato

Das 58 embolizações efectuadas, 54 tiveram sucesso imediato (cessação imediata da hemorragia), o que representa 93,1% dos casos de embolização.

1.4.4.2.2. Recorrência

As recidivas foram observadas em 51,7% dos casos (n=30): a curto prazo em 66,7% dos casos (n=20), a médio prazo em 30% dos casos (n=9) e a longo prazo em 3,3% dos casos (n=1) (Figura17).

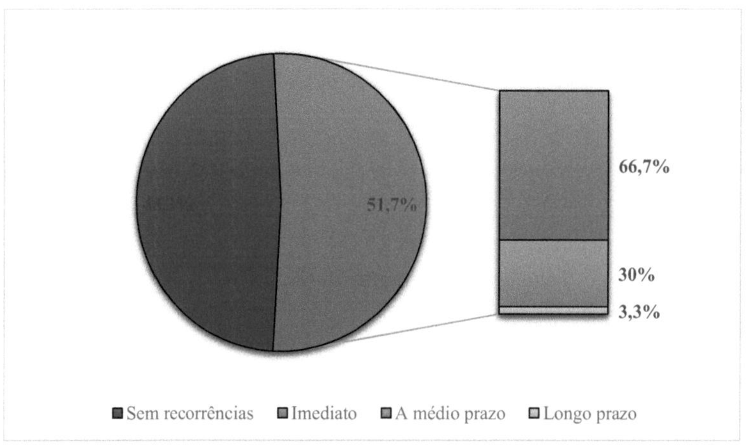

Figura17 Distribuição dos doentes no grupo com recorrência de hemoptise por tempo de início.

O tempo médio até à recorrência foi de 2 meses (IQR= [1-3 meses]).

1.4.4.2.3. Complicações

Não foram registadas complicações graves da BIA nos nossos doentes. Apenas um caso de migração per-procedimento de bobinas (1,7% dos casos) foi registado, mas sem consequências significativas subsequentes.

2. Estudo analítico

2.1. Papel da angiografia por TC torácica na determinação do local da hemorragia em comparação com a angiografia convencional pré-embolização

2.1.1. Concordância dos resultados entre a angiografia por TC e a angiografia

2.1.1.1. Estigmas de hemorragia na TAC e lado da artéria hemorrágica na angiografia

Procurámos encontrar uma relação entre o local predominante dos estigmas hemorrágicos na TC torácica e o lado da artéria considerado responsável pela hemorragia na angiografia convencional. Os resultados estão resumidos na Tabela XVII.

Tabela XVII Concordância entre o local da hemorragia na angiografia por TC e o lado da artéria culpada na angiografia

	Angio-Tomografia computorizada	Angiografia	Concordância	p
Hemorragia à direita	26	25	17	0,999
Hemorragia esquerda	17	13	8	0,424

Não se verificou diferença entre o lado em que predominavam os estigmas hemorrágicos na TACT e o lado da artéria considerado culpado na angiografia.

2.1.1.2. Extensão da hemorragia na angiografia por TC e achados angiográficos

Não foi encontrada associação entre a extensão da hemorragia na TC torácica e a presença de shunt sistémico-pulmonar ou blush parenquimatoso na angiografia (Quadro XVIII e Quadro XIX).

Tabela XVIII Extensão dos estigmas hemorrágicos na angiografia por TC de acordo com a presença de um shunt na angiografia

	Sem shunt (n=25)	Derivação (n=21)	p
1-50% (1 a 10 segmentos)	17 (68%)	16 (76,2%)	0,539
51-100% (6 a 20 segmentos)	8 (32%)	5 (23,8%)	

Pintura XIX Extensão dos estigmas hemorrágicos na angiografia por TC de acordo com a presença de rubor na angiografia

	Sem rubor (n=38)	Blush (n=8)	p
1-50% (1 a 10 segmentos)	28 (73,7%)	5 (62,5%)	
51-100% (6 a 20 segmentos)	10 (26,3%)	3 (37,5%)	0,539

2.1.1.3. Artérias brônquicas sistémicas (SBAs) responsáveis pela hemorragia

A concordância da artéria brônquica sistémica responsável pela hemorragia entre a TC torácica e a angiografia foi observada em 42 casos (91,3%) de um total de 46 casos (Tabela XX)(Figura18).

Mesa XX Concordância entre a angiografia por TC e a angiografia na deteção de ASB causadores de hemorragia

		Angiografia		Total	p
		Sim	Não		
Angiomodensitometria	Sim	42	3	**45**	0,999
	Não	8	5	**13**	
Total		**50**	**8**	**58**	

Não foi encontrada qualquer diferença entre as duas técnicas na deteção de ASB culpado.

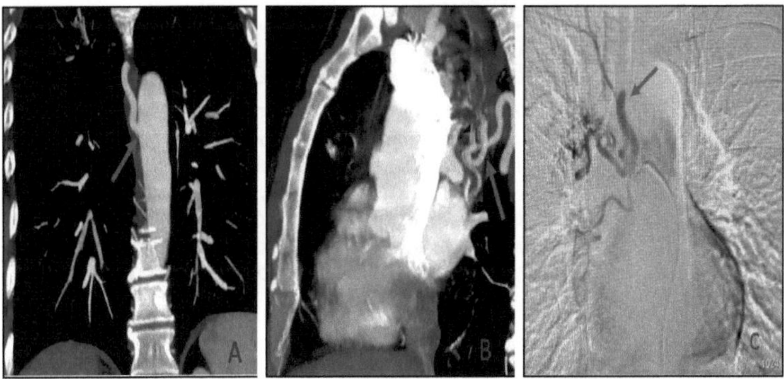

Figura18C ortes coronais (A) e sagitais (B) de angiografia por TC com reconstruções MIP e um corte agiográfico (C) mostrando o óstio e o trajeto de uma ASB direita dilatada e tortuosa e um corte agiográfico (C) após cateterização selectiva desta artéria culpada confirmando os achados da TC.

2.1.1.4. Artérias brônquicas sistémicas (ASNB) responsáveis pela hemorragia

A concordância da artéria brônquica sistémica não brônquica responsável pela hemorragia entre a TC torácica e a angiografia foi observada em 4 casos (80%) de um total de 5 casos (Tabela XXI) (Figura 19).

Tabela XXI Concordância entre a angiografia por TC e a angiografia na deteção de ASNB causadores de hemorragia

		Angiografia		Total	p
		Sim	Não		
Angiomodensitometria	Sim	4	8	**12**	0,999
	Não	1	45	**46**	
Total		**5**	**53**	**58**	

Não foi encontrada qualquer diferença entre as duas técnicas na deteção de ASNB culposo.

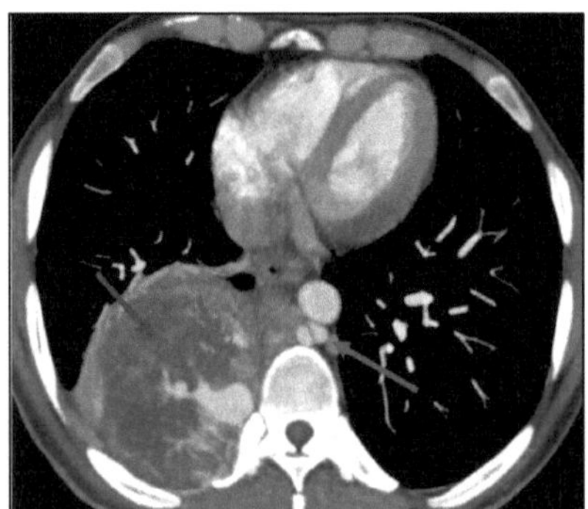
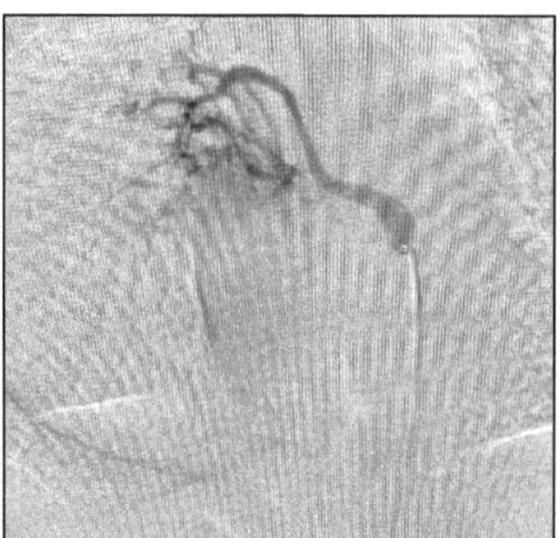

Figura 19 Corte axial de uma angiografia por TC torácica na janela do mediastino e corte angiográfico num doente de 37 anos consultado por hemoptise maciça, mostrando uma massa tecidular hipervascularizada no lobo inferior direito (seta azul). A hipervascularização era sistémica e não brônquica, com origem nas artérias intercostais 8 e 10 homolaterais, que se encontravam dilatadas e tortuosas (setas vermelhas). A cateterização selectiva destas artérias culpadas foi realizada com sucesso. A angiografia mostrou artérias intercostais patológicas.

2.1.1.5. Danos simultâneos em ambos os sistemas de tráfego

Em dois casos de envolvimento simultâneo de ambos os sistemas circulatórios na angiografia, houve apenas uma concordância com os resultados da DTA (p=0,375).

A ATDM foi superior à angiografia na deteção de ASNBs patológicos associados a ASBs em 4 casos.

2.1.2. Desempenho da angiografia por TC em comparação com a angiografia pré-embolização na avaliação de artérias patológicas

2.1.2.1. Artérias brônquicas sistémicas (SBA)

A TDCT teve uma sensibilidade de 84% e uma especificidade de 62,5% na deteção das artérias brônquicas sistémicas responsáveis pela hemorragia, em comparação com a angiografia.

Destes 42 casos de concordância entre a angio-TCMA e a angiografia, o número de artérias foi igual em 35 casos (83,3%), estimado como maior que a angio-TCMA em 2 casos (4,8%) e menor em 5 casos (11,9%).

Não houve diferença no número de ASBs detectados (p=0,527) (Quadro XXII).

A DTA torácica teve um desempenho tão bom quanto a angiografia convencional na deteção de todos os ASB patológicos (p=0,527).

2.1.2.2. Artérias sistémicas não brônquicas (ASNB)

Em comparação com a angiografia, a ATD teve uma sensibilidade de 80% e uma especificidade de 84,9% na deteção das artérias sistémicas não brônquicas responsáveis pela hemorragia. Entre os 4 casos de concordância entre a ATC e a angiografia, o número de artérias foi o mesmo em 3 casos (75%) e estimado como maior que a ATC em apenas um caso (25%). Não houve diferença no número de ASNBs detectados (p=0,317) (Tabela XXII).

A DTA torácica foi tão eficaz como a angiografia na deteção de todos os ASNBs patológicos.

Tabela XXII Desempenho da angiografia por TC na identificação do número de artérias patológicas

	Angiomodensitometria	Angiografia	P
ASB (n=42)	1 [1-1]	3 [1,25-4]	0,527
ASNB (n=4)	1 [1-2]	2 [1,25-3,5]	0,317

2.1.3. Desempenho da angiografia por TC em comparação com a angiografia arterial culpada

Foi observada uma melhor sensibilidade da ATDM (100%) na deteção dos ASNBs culpados, em particular as artérias diafragmática e mamária interna (Tabela XXIII).

Tabela XXIII Desempenho da angiografia por TC na deteção das várias artérias culpadas

	Sensibilidade (%)	Especificidade (%)	VPP (%)	VPN (%)
Artéria brônquica esquerda	76	90,9	86,3	83,3
Artéria brônquica direita	75,7	92	92,6	74,1
Núcleo comum	83,3	92,3	55,5	97,9
Artéria intercostal	66,6	89,1	25	98
Artéria diafragmática	100	96,4	50	100
Artéria mamária	100	96,5	33,3	100

2.1.4. Correlação entre as caraterísticas da artéria culpada na angiografia por TC e os resultados angiográficos

As artérias com tortuosidade mínima foram significativamente mais frequentes nos casos em que não existia shunt sistémico-pulmonar na angiografia (38,5% vs 13%; p=0,044).

No nosso estudo não foi encontrada associação entre o trajeto da artéria culpada no DTC e as anomalias angiográficas (Figura20).

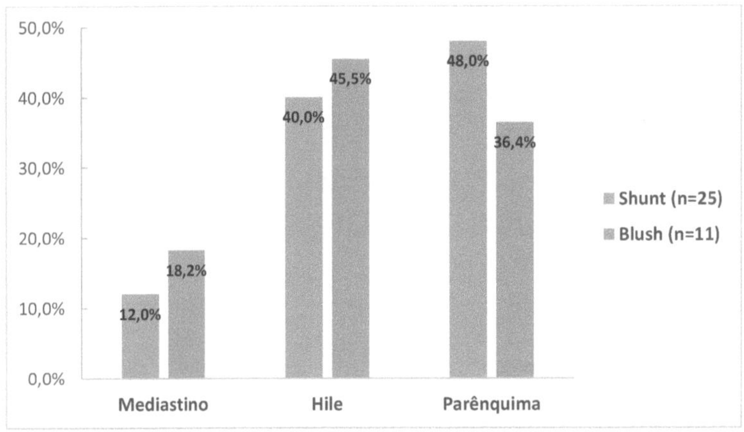

Figura20 Distribuição das artérias culpadas de acordo com as suas caraterísticas e resultados da angiografia

2.2. Factores associados à recorrência da hemoptise

2.2.1. Factores epidemiológicos

As recorrências foram significativamente mais frequentes em doentes com antecedentes de DDB (87,5% vs 46%; p=0,033) (Tabela XXIV). A história de DDB foi um fator de risco para a recorrência (OR= 1,9; IC95%= [1,27-2,83]) (Tabela XXIV).

Tabela XXIV Factores epidemiológicos associados a hemorragias recorrentes

		Sem recidivas (n=28)	Recorrências (n=30)	p
Tipo	Masculino	22 (51,2%)	21 (48,8%)	0,456
	Feminino	6 (40%)	9 (60%)	
Idade	< 60 anos	17 (50%)	17 (50%)	0,754
	≥ 60 anos	11 (45,8%)	13 (54,2%)	
Hipertensão	Não	19 (43,2%)	25 (56,8%)	0,169
	Sim	9 (64,3%)	5 (35,7%)	
Dilatação dos brônquios	Não	27 (54%)	23 (46%)	0,033
	Sim	1 (12,5%)	7 (87,5%)	
Doença cardíaca	Não	25 (47,2%)	28 (52,8%)	0,467
	Sim	3 (60%)	2 (40%)	

Neoplasia do pulmão	Não	28 (50%)	28 (50%)	0,263
	Sim	0 (0%)	2 (100%)	
Tuberculose pulmonar	Não	26 (48,1%)	28 (51,9%)	0,667
	Sim	2 (50%)	2 (50%)	
Tabaco	Não	10 (50%)	10 (50%)	0,849
	Sim	18 (47,4%)	20 (52,6%)	

2.2.2. Factores clínicos

Não foi encontrada nenhuma relação entre a ocorrência de hemoptise recorrente e o tempo entre o diagnóstico e o tratamento com EAB ou entre a ocorrência de hemoptise e EAB (Tabela XXV).

Tabela XXV Factores clínicos associados à recorrência de hemorragias

	Sem recidivas (n=28)	Recorrências (n=30)	p
Frequência respiratória (ciclos/min)	15,82±1,517	15,9±1,729	0,855
Tempo de diagnóstico/embolização (dias)	4 [3-7]	5 [3-7]	0,844
Tempo entre os sintomas e a embolização (dias)	7 [5-15]	7 [4-11]	0,775

2.2.3. Factores radiológicos

2.2.3.1. Radiografia do tórax

Nenhum sinal radiográfico apontando para o local ou etiologia da hemorragia foi significativamente associado à ocorrência de recorrência (Tabela XXVI).

Tabela XXVI Sinais radiográficos preditivos de recorrência de hemorragia

	Sem recidivas (n=28)	Recorrências (n=30)	p
Radiografia normal	7 (38,9%)	11 (61,1%)	0,337

Radiografia patológica	21 (52,5%)	19 (47,5%)	
• **Sinais que apontam para o local da hemorragia**			
Síndrome alveolar	9 (50%)	9 (50%)	0,86
Síndrome intersticial	5 (83,3%)	1 (16,7%)	0,097
• **Sinais que apontam para a etiologia da hemorragia**			
Nódulos	4 (100%)	0 (0%)	0,048
Micronódulos	2 (50%)	2 (50%)	0,999
Atelectasia	0 (0%)	1 (100%)	0,999
Escavação	2 (50%)	2 (50%)	0,999
Opacidade redonda	6 (66,7%)	3 (33,3%)	0,29
Opacidade espiculada	2 (28,6%)	5 (71,4%)	0,425

2.2.3.2. Tomografia computorizada angio-torácica

2.2.3.2.1. Sinais ecográficos que apontam para o local da hemorragia

2.2.3.2.1.1. Âmbito de aplicação

Nos 46 doentes que apresentavam sinais de hemorragia recente na TACT, a recorrência de hemoptise foi significativamente mais frequente nos casos em que a extensão era superior a 50% (84,6% vs 36,4%; p=0,003) com um OR igual a 2,3 (IC95%= [1,4-3,8]) (Tabela XXVII).

Tabela XXVII Variação da recorrência de acordo com a extensão dos estigmas hemorrágicos na angiografia por TC

	Sem recidivas (n=23)	Recorrências (n=23)	p	OU	$IC_{95\%}$
1-50% (1 a 10 segmentos)	21 (63,6%)	12 (36,4%)	0,003	**2,3**	**1,4-3,8**
51-100% (6 a 20 segmentos)	2 (15,4%)	11 (84,6%)			

2.2.3.2.1.2. Predominantemente

Na nossa série, as recorrências foram significativamente menos frequentes nos casos em que os estigmas hemorrágicos predominavam num único lobo do pulmão esquerdo (p=0,028). Para além disso, todos os casos de envolvimento difuso bilateral ou de envolvimento de todo o pulmão direito ou esquerdo recorreram após a EAB (XXVIII).

Tabela XXVIII Variação das recidivas de acordo com o local predominante de hemorragia na angiografia por TC

	Sem recidivas (n=23)	Recorrências (n=23)	P	OU	$IC_{95\%}$
Um lobo direito	11 (55%)	9 (45%)	0,552	-	-
Um lobo esquerdo	11 (73,3%)	4 (26,7%)	**0,028**	-	-
Um lobo direito e um lobo esquerdo	1 (50%)	1 (50%)	0,756	-	-
Pulmão esquerdo	0 (0%)	4 (100%)	0,054	**2,2**	**1,5-3,08**
Pulmão direito	0 (0%)	2 (100%)	0,244	**2,1**	**1,5-2,8**
Difusa	0 (0%)	3 (100%)	0,117	**2,1**	**1,5-2,9**

2.2.3.2.2. Sinais ecográficos que apontam para a artéria hemorrágica

2.2.3.2.2.1. Tipo de artéria

As recorrências foram significativamente menos frequentes nos casos em que a artéria brônquica direita foi responsável pela hemorragia (p=0,037).

O risco de recorrência foi significativamente maior nos casos em que os ASNBs estavam envolvidos (OR=1,6; IC95%= [1,04-2,5]) e, em particular, uma artéria intercostal (OR=2,2; IC95%= [1,6-3,1]) (Tabela XXIX). A recorrência de hemoptise foi significativamente mais frequente nos casos em que a artéria intercostal foi responsável pela hemorragia (p=0,003) (Quadro XXIX).

Tabela XXIX Variação das recidivas de acordo com as artérias patológicas na TAC A

	Sem recidivas	Recorrências	p	OU	$IC_{95\%}$
Artéria sistémica tubos bronquiais (ASB)	24 (53,3%)	21 (46,7%)	0,152	-	-

Artéria sistémica não tubos brônquicos (ASNB)	3 (25%)	9 (75%)	0,07	**1,6**	**1,04-2,5**
Artéria brônquica esquerda	8 (36,4%)	14 (63,6%)	0,156	-	-
Artéria brônquica direita	17 (63%)	10 (37%)	**0,037**	-	-
Núcleo comum	3 (33,3%)	6 (66,7%)	0,272	-	-
Artéria intercostal (Figura21)	0 (0%)	8 (100%)	**0,003**	**2,2**	**1,6-3,1**
Artéria diafragmática	1 (25%)	3 (75%)	0,333	-	-
Artéria mamária interna	1 (33,3%)	2 (66,7%)	0,526	-	-

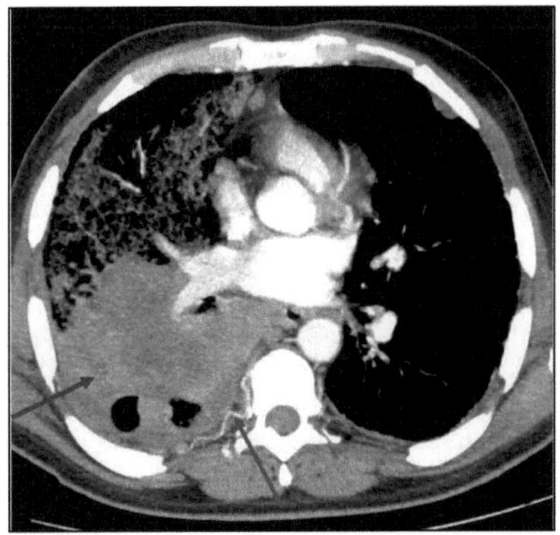

Figura21S ecção axial de uma angiografia por TC torácica na janela do mediastino com reconstruções MIP num doente do sexo masculino que consultou por hemoptise maciça, mostrando uma massa pulmonar suspeita no lobo inferior direito (seta vermelha) e hipervascularização brônquica não sistémica por uma artéria intercostal direita dilatada e tortuosa (seta azul).

2.2.3.2.2.2. Lado da artéria culpada da hemorragia

A frequência de recorrência da hemoptise não variou consoante o lado da artéria culpada quando foi detectada (49 casos) (Tabela XXX).

Tabela XXX Variação da recorrência consoante o lado da artéria culpada

	Sem recidivas (n=23)	Recorrências (n=26)	p
Certo	14 (50%)	14 (50%)	0,813
Esquerda	6 (35,3%)	11 (64,7%)	0,203
Bilateral	3 (75%)	1 (25%)	0,344

2.2.3.2.2.3. Tortuosidade da artéria culpada

As recorrências foram significativamente menos frequentes nos casos em que as artérias detectadas na TC apresentavam tortuosidade mínima (23,1% vs. 61,1%; p=0,019) (Tabela XXXI).

Tabela XXXI Variação das recidivas de acordo com o grau de tortuosidade das artérias culpadas na angiografia por TC

Grau de tortuosidade das artérias culpadas	Sem recorrências (n=23)	Recorrências (n=26)	p
Minime	10 (76,9%)	3 (23,1%)	**0,019**
Moderado	8 (47,1%)	9 (52,9%)	0,845
Importante	6 (31,6%)	13 (68,4%)	0,052

2.2.3.2.2.4. Rastreabilidade do trajeto da artéria culpada

As recorrências foram significativamente menos frequentes nos casos em que o trajeto da artéria culpada foi seguido unicamente no mediastino (14,3% vs 57,1%; p=0,049).

2.2.3.2.3. Sinais escanográficos que apontam para a etiologia da hemorragia

O risco de recorrência foi significativamente maior se a circulação da artéria pulmonar estivesse envolvida na hemorragia. De facto, todos os casos de embolia pulmonar (OR=2; IC 95%= [1,5-2,5]) e o caso de aneurisma da artéria pulmonar (OR=1,9; IC 95%= [1,5-2,5]) recidivaram após EAB (Tabela XXXII).

Tabela XXXII Variação das recidivas de acordo com a frequência dos sinais associados

	Sem recidivas (n=28)	Recorrências (n=30)	p	OU	IC_{95} %
Nódulos	3 (30%)	7 (70%)	0,178	-	-
Massa suspeita	4 (30,8%)	9 (69,2%)	0,152	-	-
Sinais de tuberculose	5 (71,4%)	2 (28,6%)	0,184	-	-
Sequelas de tuberculose	3 (37,5%)	5 (62,5%)	0,393	-	-
Embolia pulmonar	0 (0%)	2 (100%)	0,263	2	1,5-2,5
Condensações parenquimatosas	2 (66,7%)	1 (33,3%)	0,474	-	-
DDB	14 (46,7%)	16 (53,3%)	0,8	-	-
Colapso do parênquima	4 (50%)	4 (50%)	0,607	-	-
Aneurisma de Rasmussen(Figura 22)	0 (0%)	1 (100%)	0,517	1,9	1,5-2,5

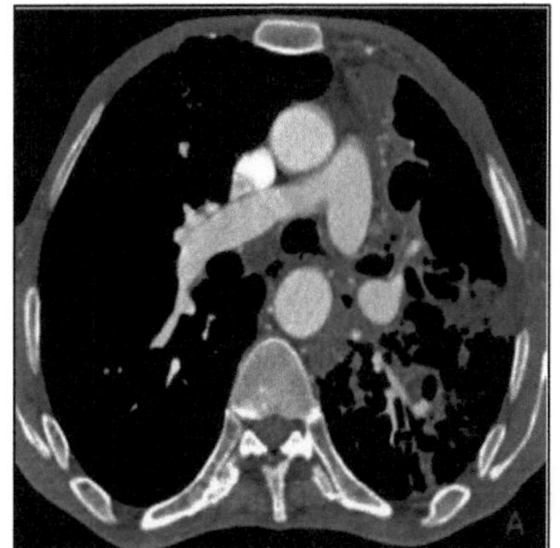

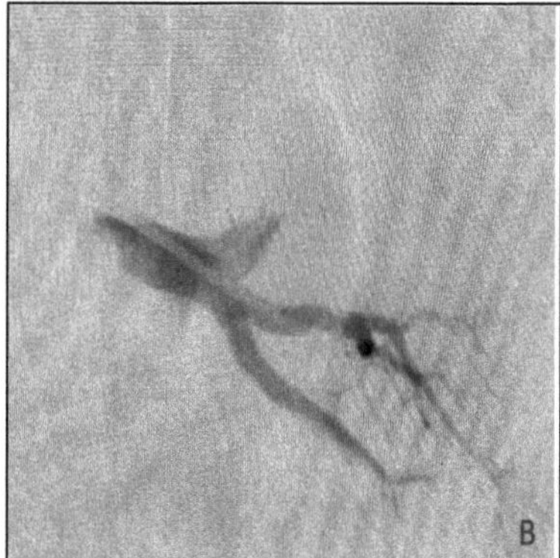

Figura 22 Corte axial de uma angiografia por TC torácica e um corte angiográfico de um doente de 46 anos com tuberculose pulmonar ativa complicada por hemoptise maciça.

A: Secção axial na janela mediastinal de uma angiografia por TC torácica que mostra um aneurisma de Rasmussen à custa de um ramo subsegmentar da artéria de Fowler esquerda.

B: Secção angiográfica mostrando o aneurisma de Rasmussen sem extravasamento do PDC. Este aneurisma foi embolizado com cessação imediata da hemorragia.

Nenhuma etiologia de hemoptise foi significativamente mais associada à hemorragia recorrente (Tabela XXXIII).

A frequência de recorrência da hemorragia foi maior nos casos de cancro broncopulmonar e aspergiloma.

Tabela XXXIII Variação das recidivas de acordo com a etiologia da hemorragia

Etiologias selecionadas da DTA	Sem recidivas (n=28)	Recorrências (n=30)	P
DDB (Figura23 e Figura24)	12 (50%)	12 (50%)	0,999
Cancro broncopulmonar	4 (30,8%)	9 (69,2%)	0,152
Tuberculose pulmonar ativa	4 (66,7%)	2 (33,3%)	0,415
Idiopático	5 (55,6%)	4 (44,4%)	0,726
Aspergiloma	0 (0%)	2 (100%)	0,492
Metástases pulmonares	1 (50%)	1 (50%)	0,999
Sequestro pulmonar	1 (100%)	0 (0%)	0,483
Pneumoconiose complicada por fibrose	1 (100%)	0 (0%)	0,483
Aneurisma da artéria pulmonar	0 (0%)	1 (100%)	0,483

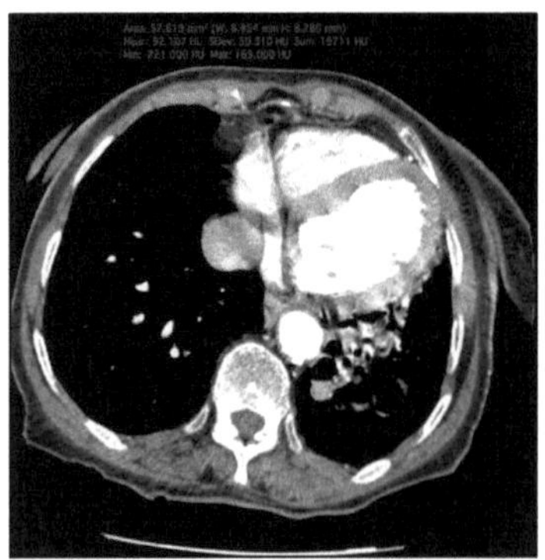

Figura23 Secção axial na janela do mediastino de uma angiografia por TC torácica num doente com hemoptise maciça que mostra DDB do lobo inferior esquerdo com coágulos sanguíneos endobrônquicos.

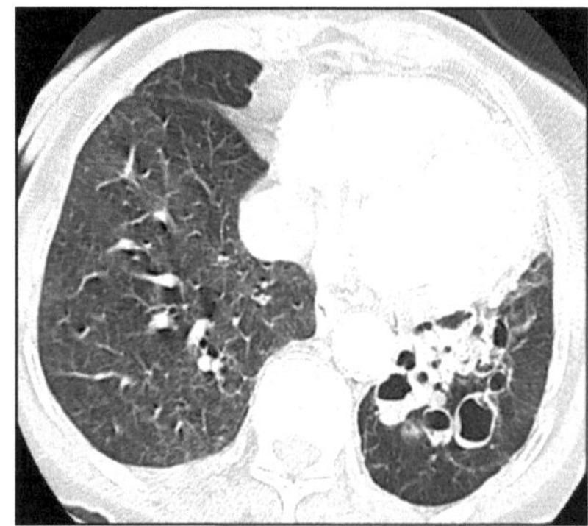

Figura24 Corte axial de angiotomografia do mesmo doente, na janela parenquimatosa. Mostra o preenchimento parcial dos brônquios patológicos no lobo inferior esquerdo.

2.2.3.3. Angiografia convencional

Não foram observadas diferenças na frequência de recorrência de acordo com a presença de um shunt sistémico-pulmonar (Tabela XXXIV).

Tabela XXXIV Variação das recidivas de acordo com a presença de shunt sistémico-pulmonar na angiografia

	Sem recidivas (n=28)	Recorrências (n=30)	p
Sem derivação	17 (51,5%)	16 (48,5%)	**0,571**
Derivação pulmonar	11 (44%)	14 (56%)	

DISCUSSÃO

Durante um período de 13 anos e 5 meses, de junho de 2008 a novembro de 2021, estudámos os registos dos pacientes admitidos no Serviço de Pneumologia do Hospital Universitário Mohamed Taher Maâmouri em Nabeul e no Hospital Sahloul para tratamento de hemoptise maciça.

Todos os nossos doentes foram investigados por DTA torácica no departamento de imagiologia médica do mesmo hospital e por angiografia pulmonar percutânea para fins terapêuticos antes do tratamento com EAB no departamento de imagiologia médica de diagnóstico e intervenção do Hospital Sahloul em Sousse.

Dos sinais escanográficos que apontam para o local da hemorragia desejada, o "vidro despolido" foi o mais frequente. Na maioria dos casos, a extensão dos estigmas hemorrágicos foi moderada ou extensa e predominou num lobo direito do pulmão. Não houve diferença significativa entre o local de predomínio dos estigmas hemorrágicos na TC e o lado da artéria culpada na angiografia.

Dentre os sinais parenquimatosos e mediastinais que apontavam para a etiologia da hemorragia, o DDB foi o mais freqüente. No final da investigação diagnóstica, as etiologias da hemorragia retidas, por ordem de frequência, foram o DDB, o cancro broncopulmonar e a hemoptise idiopática.

Considerámos como origem da hemorragia as artérias brônquicas, que eram tortuosas e tinham um óstio identificável na ATD e um trajeto que podia ser traçado. Os resultados da ATD foram consistentes com os da angiografia convencional na identificação das artérias culpadas. Não houve diferença significativa entre as duas técnicas na deteção de artérias culpadas. A ATD teve uma elevada sensibilidade e especificidade na deteção de ASB e ASNB culpados. A ATD foi mais sensível do que a angiografia na deteção de ASNBs culpados.

Após o BIA, 51,7% dos pacientes apresentaram recorrência de sangramento, sendo 66,7% deles a curto prazo. A recorrência foi significativamente maior quando a artéria culpada era uma artéria sistémica não brônquica, e particularmente quando era uma artéria intercostal. O risco de recorrência foi significativamente maior quando a artéria pulmonar estava envolvida. A recorrência foi também mais frequente quando os estigmas de hemorragia cobriam: mais de 50% do parênquima pulmonar, todo um campo pulmonar ou eram difusos. A recorrência da hemorragia foi mais frequente nos casos de aspergiloma pulmonar e de cancro broncopulmonar.

1. Destaques do estudo

- De acordo com o nosso conhecimento, esta é a primeira tese nacional a estabelecer critérios radiológicos para a recorrência de hemoptise após tratamento percutâneo com EAB.
- Os DTAs foram relidos de forma cega e sem conhecimento dos dados angiográficos.

2. Pontos fracos do estudo

As limitações metodológicas do nosso trabalho são :

- O estudo foi retrospetivo, com alguns dados clínicos em falta e sem registos radiológicos, mas este facto não teve impacto na análise estatística.
- O pequeno número de doentes deveu-se ao facto de se tratar de uma doença rara e de o tratamento com EAB só raramente estar disponível na Tunísia.
- O carácter unicêntrico do estudo.
- Conhecimento prévio dos dados do exame antes da angiografia.
- O diagnóstico final efectuado no final das várias investigações não foi confirmado histologicamente em todos os casos. No entanto, todos os casos de cancro broncopulmonar e de aspergiloma tinham provas anatomopatológicas.

3. O papel da angiografia por TC torácica na determinação do local da hemorragia

A hemoptise maciça é uma doença rara mas grave que pode ser fatal, com uma elevada taxa de mortalidade. [12]. Neste contexto, não existem atualmente recomendações claras sobre a realização de TC torácica antes do tratamento percutâneo com embolização da artéria brônquica (BAA). O American College of Radiology (ACR), nas suas últimas recomendações sobre hemoptise, considera-a "geralmente apropriada" tanto para hemoptise maciça como para hemoptise não maciça.[2,19]. Além disso, Cordovilla et al, num estudo, sugeriram que deve ser realizada em doentes com hemoptise maciça ou recorrente[20,21]. De facto, várias publicações têm sugerido que a DTA torácica desempenha um papel crucial no diagnóstico positivo e etiológico da hemoptise maciça e, consequentemente, na preparação para o tratamento com EAB. Consideram que permite a orientação para o local exato da hemorragia e para a artéria patológica. [12].

3.1. Sinais ecográficos que apontam para o local da hemorragia

3.1.1. Sinais parenquimatosos de hemorragia recente

No passado, a radiografia do tórax era o exame radiológico a efetuar em caso de hemoptise maciça para detetar sinais de hemorragia recente. Ainda hoje é efectuado como exame de primeira linha[22] dada a sua disponibilidade e baixo custo. No entanto, é normal ou não localizável em 17 a 81% dos casos de hemoptise [23]. Na nossa série, foi normal em 31% dos casos e teve um valor localizador em 41,4% dos casos. Nem sempre conduz a um diagnóstico etiológico. Numa série de Herth et al, 35 doentes (24%) de um total de 144 doentes com cancro broncopulmonar que apresentavam hemoptise tinham uma radiografia de tórax normal.[24].

Num artigo publicado por uma equipa dinamarquesa em 2006, os autores sugeriram a realização de uma radiografia do tórax num primeiro episódio de hemoptise não maciça na ausência de dois factores de risco de cancro do pulmão.[25]. Se esta radiografia for patológica, em caso de recorrência de hemoptise ou na presença de dois ou mais factores de risco de cancro, é necessária uma investigação por tomografia computorizada torácica e broncoscopia.[25].

A endoscopia brônquica continua a ser efectuada habitualmente em caso de hemoptise maciça. Nestes casos, recomenda-se a utilização de um broncoscópio rígido. [8]. Na nossa série, a broncoscopia foi patológica em 78,4% dos casos, orientou o lado da hemorragia em 70,5% dos casos e não localizou a hemorragia em 29,4% dos casos. De facto, na literatura, a broncoscopia só é útil na localização da hemorragia em menos de 50% dos casos[26,27] com menor valor diagnóstico etiológico do que a CTAT[8]. A radiografia do tórax e a broncoscopia são, por conseguinte, ultrapassadas pelo TATC.

Várias publicações analisaram o papel da CTAT na procura de sinais que apontem para uma hemorragia recente na presença de hemoptise maciça.

Pode mostrar:

Inicialmente, observam-se micronódulos centrilobulares confluentes, seguidos por áreas de hiperdensidade "vertrepoli" e, por vezes, condensação parenquimatosa. Essas anormalidades são predominantemente centrais e inferiores e poupam o córtex pulmonar. [28,29].

Em fases mais avançadas, o sector intersticial é afetado, com espessamento regular das linhas septais e reticulações intra-lobulares na TC. A combinação destes sinais com hiperdensidades em "vidro despolido" dá uma aparência de "pavimentação louca" ao parênquima pulmonar. [28,29].

Áreas de hiperdensidade em "vidro fosco" e condensação parenquimatosa continuam a ser os sinais mais frequentemente encontrados.[28,29]. No nosso estudo, a presença de apenas um dos sinais acima descritos foi suficiente para localizar uma hemorragia recente.

Estudámos a frequência, extensão e predominância dos estigmas hemorrágicos encontrados. Em seguida, comparámos estes achados com o lado da hemorragia na angiografia. Os sinais que apontam para o local da hemorragia estavam presentes em 79,3% dos nossos exames, ou seja, 85,1% dos exames patológicos.

O DAT foi completamente normal em 6,9% dos casos, uma percentagem inferior à encontrada na literatura, que é estimada em 13%. [30].

No nosso estudo, a extensão dos sinais variou de 1 a 19 segmentos, com uma média de 6,6 segmentos afectados. Foi moderada num terço dos casos, extensa em 24,1% e grave ou crítica nos restantes casos. Na grande maioria dos casos, localizava-se num lobo direito ou esquerdo do pulmão, raramente se estendendo bilateralmente ou afectando todo um campo pulmonar.

Na literatura, o sinal mais específico de hemorragia localizada são as imagens localizadas de hiperdensidade em "vidro fosco"[1,11].

No caso de lesões difusas, considera-se que a área mais densa e menos elevada é a responsável pela hemorragia. [1]. Os outros sinais escanográficos relacionados com a etiologia ou consequências da hemorragia são de menor valor na localização da hemorragia [1].

Estes dados são consistentes com os da nossa série, onde não houve diferença entre a localização predominante dos estigmas hemorrágicos detectados na DTA e a localização da hemorragia na angiografia.

De facto, em 70,7% dos casos, a ATDM teve um bom valor na localização da hemorragia. A nossa taxa está de acordo com os dados da literatura (de 63 a 100%).[31].

No mesmo contexto, Seon et al estudaram 161 tomografias de doentes que apresentavam hemoptise maciça. Verificaram que os elementos semiológicos mais decisivos para a localização do local da hemorragia na TC eram sucessivamente uma lesão específica: tumor ou fungo, um aspergiloma, ou hiperdensidades localizadas em "vidro fosco"[12].

No entanto, no caso de "vidro despolido" bilateral e difuso, torna-se difícil determinar o local exato da hemorragia. [12]. De facto, certas etiologias como a tuberculose, a bronquiectasia e a pneumonia [12] resultam num envolvimento bilateral do parênquima pulmonar. Este envolvimento difuso e bilateral é geralmente indicativo de uma patologia sistémica geral e torna o doente um mau candidato a um tratamento específico. [2].

Em casos opostos, Seon et al concluíram, no seu estudo de 161 tomografias, que o local predominante das hiperdensidades "vertrepoli" era o sinal mais específico de orientação para o local da hemorragia.

É de salientar que as consequências da hemorragia, nomeadamente os coágulos endobrônquicos, podem simular ou mascarar tumores broncopulmonares, nomeadamente tumores endobrônquicos ou nódulos pulmonares.[10]. Alguns autores exigem que o exame seja efectuado à distância do episódio agudo [4].

3.1.2. Determinar a etiologia da hemorragia

A determinação da etiologia da hemoptise é essencial para o tratamento correto do doente. A cirurgia pode remover a causa da hemorragia e é, por isso, o único tratamento curativo radical.[4]. No entanto, tem uma elevada taxa de mortalidade, estimada em 40%. [6,8]. Nos casos em que o doente não é um bom candidato a cirurgia, estão disponíveis várias alternativas médicas e percutâneas, dependendo da causa da hemorragia [4]Além disso, a falha no tratamento da causa, apesar da embolização da artéria culpada na fase aguda, expõe o paciente à recorrência.[31]. A ressangramento em um paciente já frágil aumenta o risco de morte por hemoptise.

É essencial distinguir entre etiologias malignas e benignas, utilizando a CTAT. A taxa de mortalidade nos casos de cancro broncopulmonar ou metástases pulmonares pode atingir 21% e é muito superior à taxa de mortalidade por hemoptise nos casos de etiologia benigna (5%). [31]. O BTE é o tratamento de eleição para os doentes cuja hemoptise se deve a uma causa maligna [31].

Neste contexto, a ATDM desempenha um papel fundamental na determinação da etiologia da hemorragia, ultrapassando a radiografia torácica e a fibroscopia brônquica. [23]. É particularmente útil para o diagnóstico de DDB, cancro broncopulmonar e aspergiloma em casos de hemoptise maciça [23,31].

Existem muitas patologias causadoras de hemoptise maciça, que diferem de região para região. Nos países desenvolvidos, as causas mais comuns são o cancro broncopulmonar, as doenças inflamatórias crónicas do pulmão, a doença pulmonar obstrutiva crónica e a aspergilose.[4].

Nos países em desenvolvimento, por outro lado, as causas mais comuns de hemoptise maciça são a tuberculose ativa, as sequelas da tuberculose, em particular a DDB, ou o enxerto aspergilar numa caverna tuberculosa. [4,23]. Estas lesões são geralmente difusas e bilaterais e o tratamento mais eficaz é a ablação. [4]. O aneurisma de Rasmussen, que é uma complicação rara da tuberculose pulmonar, também pode ser complicado por rutura, manifestada por hemoptise maciça. [32].

Os nossos resultados são consistentes com a literatura. As etiologias da hemoptise maciça foram DDB em 24 casos (41,3%), relacionada com sequelas de tuberculose em 8 casos (13,8%) e associada a tuberculose pulmonar ativa num caso (1,7%). Um aneurisma de Rasmussen foi a causa de hemorragia num doente tratado para tuberculose e dois doentes tinham um enxerto aspergilar numa caverna tuberculosa. Em segundo lugar, 13 doentes tinham cancro broncopulmonar (22,4%), um dos quais estava associado a tuberculose ativa. Dois doentes apresentavam metástases pulmonares. Nove doentes (15,5%) apresentavam hemoptise idiopática com testes paraclínicos negativos. Estes doentes foram submetidos a uma segunda fibroscopia brônquica, à distância do episódio agudo, que foi normal. Os restantes doentes tinham etiologias mais raras, incluindo um caso de pneumoconiose complicada por fibrose pulmonar e quatro casos de malformações pulmonares e vasculares adquiridas ou congénitas (sequestro pulmonar, retorno venoso anormal, fístula bronco-arterial, aneurisma arterial pulmonar).

No mesmo contexto, Chun et al. estudaram uma série de 50 doentes internados para tratamento de hemoptise e tratados com EAB no St George's Hospital, em Londres, e obtiveram resultados semelhantes aos nossos no que respeita à etiologia da hemorragia, apesar de este estudo ter sido realizado num país desenvolvido. A causa mais comum de hemorragia foi a DDB (16% dos doentes), seguida da tuberculose ativa (12%), do aspergiloma (12%), do cancro broncopulmonar (10%) e da pneumonia (8%). Em oito doentes (16% dos casos), a hemoptise foi considerada idiopática.[8].

As lesões escanográficas que apontam para a etiologia da hemoptise podem ajudar a determinar o local da hemorragia e a artéria culpada. Dado que qualquer processo inflamatório pulmonar crónico de origem infecciosa ou tumoral conduz a lesões vasculares por efração ou erosão que provocam hemorragias. Além disso, o fluxo arterial brônquico pulmonar aumenta em cerca de um terço na presença de um processo inflamatório crónico [1,4].

3.1.3. Deteção da artéria culpada

Várias publicações demonstraram que a TC torácica, com as suas reconstruções nos três planos do espaço, permite um estudo exaustivo da vascularização arterial brônquica[31]. Isto facilita a cateterização selectiva das artérias patológicas e a embolização da artéria culpada durante o procedimento terapêutico[33,34].

3.1.3.1. Critérios de deteção

3.1.3.1.1. Diâmetro

As artérias patológicas estão dilatadas no caso de patologia pulmonar inflamatória crónica e têm um diâmetro que varia entre 2 e 3 mm [31]. No entanto, podem estar mais dilatadas em determinadas patologias, como a fibrose pulmonar quística [31].

No nosso estudo, escolhemos um ponto de corte de 2 mm, acima do qual um ASB é considerado patológico. Os ASBs direitos variaram em diâmetro de 2 a 6,2mm e os esquerdos de 2 a 4,6mm, com diâmetros médios de 3,2mm e 3mm, respetivamente.

Neste contexto, Gupta et al, que adoptaram o mesmo ponto de corte no seu estudo, encontraram diâmetros à direita que variaram entre 2,2 e 4,3mm com uma média de 2,9mm e à esquerda entre 2 e 5mm com uma média de 2,9mm.[34]Em contraste, Yoon et al, usando um ponto de corte de 1,2 mm, encontraram diâmetros variando de 1,3 a 4,7 mm com uma média de 2,8 mm.[23]Este resultado é semelhante ao das séries anteriores e ao nosso.

3.1.3.1.2. Trajeto e tortuosidade

Em nossa série, estudamos as caraterísticas de todas as artérias patológicas na ATD antes da AAB. Verificamos que 40% dos ASBs e 72,4% dos ASNBs apresentavam tortuosidade significativa. Além disso, 85,4% dos ASBs patológicos eram seguidos pelo menos até as artérias pulmonares e, às vezes, até as artérias intra-parenquimatosas. Estes dados podem ser explicados pelos mecanismos e pela fisiopatologia da hemoptise. Com efeito, qualquer processo inflamatório crónico conduz a uma destruição progressiva do parênquima pulmonar e a uma hipervascularização sistémica[2]. Como resultado, as artérias sistémicas patológicas são dilatadas, tortuosas e localizáveis na TC.

3.1.3.2. Tipo de artéria culpada detectada

Estudos anteriores também concluíram que a TC torácica tem uma elevada sensibilidade e especificidade na deteção de ASB e ASNB.

Num estudo, Pei-Jun Li et al procuraram a artéria responsável pela hemorragia na ATD, comparando os seus dados com a angiografia brônquica efectuada antes da EAB[20]. A concordância entre os dados da TC e da angiografia foi de 98,8%, ou seja, 238 casos de um total de 241 pacientes[20].

Na nossa série, comparando os dados escanográficos com os da angiografia, de acordo com o tipo de artéria culpada:

3.1.3.2.1. ASB

A ATD torácica teve uma sensibilidade de 84% e uma especificidade de 62,5% na deteção de ASBs patológicos, com uma concordância de 91,3% em comparação com a angiografia. Este resultado é coerente com a literatura. De facto, Remy et al encontraram uma concordância TC/angiografia de 80% e Mori et al encontraram uma concordância de 86%. [33,35].

3.1.3.2.1.1. Ostium

Os exames helicoidais prévios à BERA são efectuados em todo o tórax. É utilizada para procurar a origem das artérias brônquicas: ASB e ASNB. Na nossa série, detectámos o óstio de todas as artérias patológicas, ou seja, 100% dos casos.

A deteção do óstio do ASB permite distinguir entre artérias ortotópicas e ectópicas [12,33]. Os ASBs são considerados ortotópicos quando seu óstio está localizado em D5 e D6 na parede da aorta e ectópicos fora deste segmento [13,14,23]. Em nossa série, detectamos o óstio de todos os ASBs. Este facto é consistente com os dados do estudo de Gupta et al que detectou 100% de óstios em artérias brônquicas patológicas.

Na nossa série, a DTA detectou 55 ASBs, dos quais 40 (72,2%) eram ortotópicos e 15 eram ectópicos (27,7%). Gupta et al. detectaram 25 artérias ortotópicas (92,6%) e 2 artérias ectópicas (7,4%). [34]. Numa série de 300 doentes submetidos a BAE por hemoptise maciça, Sancho et al detectaram apenas 25 artérias ectópicas (8,3%). [15]. Isto também é consistente com os dados de Yoon et al que detectaram 5 BAE ectópicas, ou 9,6%. [23]Isso contrasta com a série de Cohen et al, que estudaram 20 pacientes com fibrose cística complicada por hemoptise maciça e tratados com BIA. Detectaram 7 artérias ectópicas, ou seja, 35% dos doentes.[36]. Remy et al encontraram 4 artérias brônquicas ectópicas direitas em 23, ou seja, 17%, e 8 em 30

ASB esquerdas, ou seja, 27%. Li et al estudaram o impacto clínico da realização de TC torácica antes da realização de BIA em doentes com hemoptise e concluíram que a TC pode detetar mais BAE ectópicos do que a angiografia. [20].

Na nossa série, os BAVs ectópicos detectados e considerados culpados foram facilmente cateterizados e embolizados.

3.1.3.2.2. ASNB

Vários autores descreveram a necessidade de uma pesquisa sistemática de BAVTs em DTA pré-AB. Neste contexto, várias recorrências de sangramento após um primeiro EAB foram relacionadas à persistência de sangramento através de um ASNB não embolizado[20,34,37]Na série de Remy et al, três pacientes apresentaram recorrência de sangramento após SF. A cateterização dos BAsI detectados pela tomografia computadorizada de tórax realizada antes da recidiva permitiu o tratamento da hemoptise recorrente. A angio-TC é útil na deteção de BAsI patológicos que alimentam determinadas lesões parenquimatosas e que são, por isso, responsáveis pela hemorragia. [12,34].

Em outras publicações, os autores relataram sinais escanográficos que facilitam a deteção de ASNB patológico. Espessamento pleural maior ou igual a 3mm, especialmente em relação a lesões parenquimatosas, e realce de vasos na gordura extrapleural [38].

Na nossa série, utilizámos estes sinais para rever os exames de TC. Detectámos 29 ASNBs patológicos, ou seja, 34,5% de todas as artérias patológicas detectadas. Em 11 doentes (18,9%) dos 58 incluídos no estudo, seis (10,4%) tinham ASBs normais e a hemorragia era exclusivamente devida aos ASNBs e em 5 casos (8,6%) ambas as circulações estavam envolvidas.Numa série de Goh et al que estudou as DTAs de 103 doentes submetidos a BAE por hemoptise com risco de vida, 54 (52,4%) tinham ASNBs patológicos. Em 42 destes doentes, ambas as circulações brônquicas estavam envolvidas na hemorragia. Os demais casos apresentavam apenas o ASNB responsável pelo sangramento. Os nossos dados e os da literatura mostram que os ASNB estão frequentemente implicados na hemorragia durante a hemoptise maciça. Eles devem ser sistematicamente detectados em exames pré-ABC, a fim de reduzir a recorrência precoce de sangramento após o ABE. [34].

No nosso estudo, a TC teve uma sensibilidade de 80% e uma especificidade de 84,9% na deteção dos BAVTs responsáveis pela hemorragia e foi superior à angiografia. Os nossos dados são consistentes com os da série de Yoon et al, onde a TC teve uma sensibilidade de 80% e uma especificidade de 84%.

3.1.3.3. Circulação arterial pulmonar

Raramente, a origem da hemorragia na hemoptise maciça é a circulação arterial pulmonar. De facto, em 90% dos casos a origem da hemorragia é a circulação arterial brônquica, em 5% dos casos a hemorragia provém da circulação pulmonar e nos restantes casos a hemorragia pode provir da aorta. [27].

A hemorragia distal da artéria pulmonar raramente é grave [1].

As etiologias da hemorragia arterial pulmonar são a embolia pulmonar, o aneurisma de Rasmussen, a malformação arteriovenosa ou a invasão arterial direta por cancro broncopulmonar. [34].

Na nossa série, a circulação arterial pulmonar esteve envolvida na hemoptise em 5 casos (8,6%). Em dois casos, verificámos embolia pulmonar com dilatação patológica das artérias brônquicas. Em 3 casos (5,1%), a hemorragia era exclusivamente de origem arterial pulmonar e as artérias brônquicas foram consideradas normais na angiografia. Um doente apresentava um aneurisma de Rasmussen, que foi embolizado. Um doente apresentava uma fístula arterial brônquica e o último doente apresentava um retorno venoso anómalo com hipertensão pulmonar secundária.

Na sua série de 27 doentes com hemoptise maciça, Gupta et al. registaram apenas um doente (3,7%) com embolia pulmonar crónica envolvida na hemorragia.

Na literatura, a presença de embolia pulmonar representa uma contraindicação relativa ao BIA. De facto, aumenta o risco de complicações isquémicas pós-procedimento [34]. No entanto, permanece inevitável quando o prognóstico vital do paciente está em jogo [34].

Na nossa série, os dois doentes com embolia pulmonar tiveram hemoptise maciça e foram submetidos a embolização de emergência das artérias brônquicas patológicas. Obtivemos sucesso imediato em ambos os casos, mas a hemorragia recidivou a médio prazo.

A opacificação da circulação pulmonar durante o EAB não é sistemática. [39]. Em nossa série, foi realizada nos cinco casos em que não foi detectada artéria sistêmica patológica. O objetivo era procurar uma origem pulmonar do sangramento, o que foi encontrado em 03 casos em nosso estudo. Este resultado é comparável aos dados de Yu Tang Goh et al que realizaram apenas uma angiografia pulmonar num doente que recorreu à consulta por hemoptise maciça e que apresentava agenesia da artéria pulmonar direita, numa série de 134 doentes. [39].

3.1.4. Outras anomalias vasculares

Certas anomalias vasculares congénitas raras, como o sequestro pulmonar, podem ser complicadas por hemoptise maciça.[40,41]. Neste caso particular, a TC torácica pode ser utilizada para detetar e monitorizar o vaso aberrante e confirmar o diagnóstico [34,42]Confirma a ausência de conexão com a árvore brônquica e a circulação da artéria pulmonar e a ausência de lesões parenquimatosas pulmonares. [34]. Em nossa casuística, detectamos apenas um caso (1,7%) de seqüestro pulmonar intra-lobar. O tratamento curativo para esta condição é a cirurgia. No entanto, a BIA pré-operatória pode reduzir o risco de sangramento intra-operatório [2,40,41].

3.1.5. Deteção da artéria espinal anterior

A presença de uma variante anatómica do tipo artéria espinal anterior (ASA) que comunique com as artérias brônquicas pode representar uma contraindicação para a embolização. Se presentes durante a embolização, estas colaterais podem levar a isquémia da medula espinal e paraplegia[43,44]Na nossa série, não foi detectado ASA no exame pré-EAB. No entanto, ela estava presente em dois pacientes (3,4%) e foi diagnosticada na angiografia. Estes dois doentes foram submetidos a embolização hiperselectiva das artérias patológicas distais.

Os nossos dados são consistentes com a literatura. É certo que no estudo de Gupta et al, apenas um doente apresentava uma artéria espinal anterior não detectada em TC e detectada em angiografia convencional[34]Por outro lado, na série de Remy-Jardin et al, não foi detectado ASA na DTA apesar das reconstruções MIP efectuadas. [33].

Em nosso estudo, não foram observadas complicações maiores após o EAB, mesmo no caso de migração de fio per-procedimento e nos dois casos de EAB hiperseletivo na presença de um ASA. Este facto é consistente com a literatura. De facto, o risco de isquémia medular pós-ABE foi significativamente reduzido hoje em dia graças à cateterização super-selectiva das artérias patológicas a serem embolizadas [31].

Concluímos com estes dados que a ATDM não é eficaz para a deteção de ASA e não pode substituir a angiografia convencional neste contexto.

3.1.6. Aortografia

Alguns autores recomendam que a aortografia torácica seja realizada sistematicamente antes de qualquer EAB, a fim de melhorar a deteção de ASB e ASNB. [33]. Outros autores demonstraram que, graças às reconstruções multiplanares, a angiografia por

TC pode fornecer imagens angiográficas de alta resolução [4,8,33]. Na nossa série, não foi efectuada qualquer aortografia antes do EAB para a deteção de ASB e ASNB. O cateterismo das artérias patológicas foi guiado apenas pela ATD com reconstruções tridimensionais e MIP. Da mesma forma, Yu Tang Goh et al não realizaram aortografia em 103 pacientes e optaram pelo cateterismo seletivo de artérias patológicas combinado com angiografia.[39].

Na nossa série, o sucesso imediato da cateterização foi alcançado em 54 casos (93,1% dos BDEs), e 64 ASBs e 7 ASNBs foram embolizados com sucesso. Da mesma forma, num estudo de Gupta et al, 4 artérias (16%) das 25 artérias brônquicas patológicas não foram detectadas por aortografia, mas foram detectadas e seguidas por DTA. Assim, a DTA pode substituir a aortografia na deteção de todas as artérias responsáveis por hemorragia em hemoptise maciça e esta última não é essencial antes do EAB.

Finalmente, concluímos que os estigmas de hemorragia, em particular o "vidro despolido" localizado, são de grande valor para determinar o local da hemorragia. A ATDM é eficaz na determinação da etiologia da hemorragia, o que permite identificar o local da hemorragia e fornecer um tratamento causal adequado para evitar a recorrência, apesar de uma EAB bem sucedida. Pode ser utilizada para avaliar a vascularização brônquica anormal. É um guia para os radiologistas de intervenção antes da BIA e ajuda na seleção do equipamento de BIA (tamanho do cateter e quantidade de material embolizante). [7]. Permite a cateterização selectiva das artérias culpadas sem aortografia prévia. Isto encurta o procedimento, reduz a radiação do paciente e do operador, aumenta a eficiência do procedimento e reduz as complicações. [7,20,34]É também eficaz na deteção de certas causas vasculares congénitas raras. Por conseguinte, recomendamos que seja efectuada antes de qualquer BIA para hemoptise maciça.

4. Critérios de gravidade radiológica preditivos de recorrência

Após a estabilização dos doentes que apresentavam hemoptise maciça e a determinação do local e da causa da hemorragia por TAC. O tratamento percutâneo com BIA foi proposto para todos os nossos doentes.

4.1. Embolização da artéria brônquica

Praticado desde 1964[45]O EAB é o tratamento mais eficaz e mais seguro para a hemoptise maciça, com uma taxa de sucesso global que varia entre 82% e 90% nos centros habituados a efetuar este procedimento. [7,46-48].

É certo que se trata de um tratamento paliativo e não curativo devido ao risco relativamente elevado de recorrência da hemorragia, que é superior ao observado após a cirurgia.[6].

A recorrência de hemorragia após a embolização é devida à embolização incompleta, revascularização da artéria embolizada em 87% dos casos, de acordo com Tanaka et al. [49]ao desenvolvimento de circulação colateral ou à evolução da patologia causal, que foi tratada ineficazmente[46,50].

Existem dois picos de recorrência de hemorragia após o EAB: uma recorrência precoce ao fim de um mês, que representa 5 a 10% das recorrências; e uma recorrência precoce aos dois meses, que representa 5 a 10% das recorrências. [51]. Isto deve-se ao facto de a AEB estar incompleta, uma vez que os BAsI não foram embolizados. [52]. A recorrência a longo prazo ocorre após 1-2 anos, com uma taxa que varia entre 20 e 40% dos casos em doentes não cancerosos.[51]. Deve-se à hipervascularização por progressão da patologia causal [52].

Na nossa série, o controlo imediato da hemorragia foi conseguido em 93,1% dos casos. Esta percentagem é comparável à de Springer et al [53]que foi de 95,75%, Chun et al [46]que foi de 86% e Ramakantan et al que foi de 73%. [3].

A taxa de recorrência foi de 51,7% no nosso estudo. Esta taxa é comparável à de Mal et al. que estudaram 56 pacientes tratados com BIA no Hospital Beaujon em Paris e 55,3% dos quais apresentaram uma recorrência de sangramento durante o acompanhamento. [47]. Da mesma forma, numa série de Fernando et al, a taxa de recorrência foi de 42,3%. [54].

As taxas de recorrência de hemoptise após o EAB variam na literatura de 7% a 55,3%. [46] e podem atingir taxas mais elevadas na fibrose pulmonar cística [55]. Esta diferença deve-se principalmente ao tempo de seguimento dos doentes após a BIA[47]às caraterísticas da população (abundância inicial de hemoptise, estado do doente, gravidade clínica e etiologia da hemorragia), à técnica de BIA e ao material embolizante utilizado.

A maioria das recorrências ocorre a curto prazo [46]. Na nossa série, 66,7% das recidivas ocorreram no primeiro mês de seguimento, 30% a médio prazo (3 a 12 meses) e 3,3% a longo prazo (para além de 1 ano). Estes resultados são comparáveis aos de Chun et al, que encontraram 64,3% de recorrências num mês e 21,4% entre 3 e 12 meses.[46].

A elevada taxa de recorrência na nossa série, em comparação com muitos estudos anteriores [46] pode ser devido à técnica minimalista de EAB adoptada. De facto, para vinte e nove ASNBs patológicos detectados na DTA, apenas 7 ASNBs foram embolizados, ou seja, 24% do total. As recidivas precoces da nossa série devem-se provavelmente a uma EAB incompleta, devido à não embolização dos BAVT patológicos. Elas correspondem ao primeiro pico descrito por Hayakawa et al. [52].

4.2. Factores de risco para a recorrência de hemorragias

Publicações anteriores procuraram factores de risco para a recorrência de hemoptise após a embolização. Estes factores preditivos de recorrência estavam principalmente relacionados com um tratamento etiológico inadequado e com a técnica de embolização.

No nosso trabalho, tentámos procurar sinais radiológicos preditivos de recorrência mesmo antes da realização da BIA. A nossa principal ferramenta foi a tomografia computorizada.

4.2.1. Identificação de doentes de alto risco (epidemiologia e clínica)

Antes de iniciar o tratamento de doentes com BCAE, é importante selecionar os doentes com elevado risco de recorrência, primeiro com base em dados epidemiológicos e depois com base em dados clínico-biológicos. Na nossa série, não foi observada qualquer relação entre a recorrência da hemorragia e o sexo, idade, antecedentes cardiovasculares ou hábitos tabágicos dos doentes. Este facto é consistente com a literatura[6,46]. O único fator de risco clínico significativamente associado à recorrência foi a história de DDB prévio. Que seja do nosso conhecimento, nenhuma outra publicação encontrou um resultado semelhante. De facto, encontramos na literatura outros factores de risco não estudados na nossa série, como por exemplo, na série de Kim et al, uma história pessoal de doença hepática crónica foi um fator de risco para a recorrência.[56]. Também Hwang et al verificaram que a diabetes tipo II era um fator de risco para hemorragia recorrente. [57].

Os dados biológicos não foram estudados na nossa série. No entanto, alguns autores verificaram que um nível elevado de proteína C-reactiva (PCR) no sangue pode ser um fator de risco de recorrência. [56].

4.2.2. Factores radiológicos

4.2.2.1. Radiografia do tórax

Nenhum sinal radiográfico foi estatisticamente associado à recorrência da hemoptise. A radiografia do tórax tem um papel a desempenhar no tratamento inicial dos doentes que apresentam hemoptise maciça, tal como descrito acima. No entanto, não tem qualquer papel na deteção de factores preditivos de recorrência.

4.2.2.2. A ngiotomodensitometria

Li et al. demonstraram que a realização da ATD antes do EAB reduz o risco de recorrência pós-procedimento. [20]. Este facto foi também validado num estudo realizado por Zhang et al em 2020 [58]. No nosso trabalho, todos os pacientes foram submetidos a DTA antes do EAB.

4.2.2.2.1. Extensão e predominância dos estigmas de hemorragia parenquimatosa

Vários autores verificaram que a extensão parenquimatosa das hiperdensidades em "vidro fosco" se correlaciona com a extensão da hemorragia e a gravidade clínica [1,59]. Estudámos a ocorrência de recidiva de acordo com as caraterísticas dos estigmas hemorrágicos parenquimatosos encontrados. Verificámos que a recidiva era significativamente mais frequente quando mais de 50% do parênquima pulmonar estava envolvido, ou seja, seis ou mais segmentos pulmonares (p=0,003). Do mesmo modo, observámos um risco de recorrência significativamente mais elevado nos casos de envolvimento difuso (OR=2,1; IC 95%= [1,5-1,9]) ou de todo o campo pulmonar direito ou esquerdo (OR=2,1; IC 95%= [1,5-2,8] e OR=2,2; IC 95%= [1,5-3,08]). De facto, todos os doentes estudados que apresentavam estes sinais na TACT tiveram uma recorrência da hemorragia. Além disso, a recorrência foi significativamente menos frequente quando os estigmas hemorrágicos estavam limitados a um único lobo do pulmão esquerdo (p=0,028).

Tanto quanto sabemos, não existem publicações sobre este assunto na literatura e os nossos dados têm de ser verificados por estudos prospectivos subsequentes.

4.2.2.2.2. Caraterísticas da artéria culpada

4.2.2.2.2.1. Tipo de artéria

No nosso estudo, a recorrência de hemorragia após EAB foi significativamente menos frequente quando a artéria sistémica brônquica direita foi envolvida (p=0,037). Além disso, o risco de recorrência de hemoptise foi significativamente maior se um ASNB estivesse envolvido (OR=1,6; IC95%= [1,04-2,5]), particularmente uma artéria intercostal (OR=2,2; IC95%= [1,6-3,1]). De facto, todos os nossos doentes com uma artéria intercostal responsável pela hemorragia tiveram uma recorrência de hemoptise. Os nossos dados são consistentes com os de Yu Tan Goh et al, Lu et al e Li et al [39,60,61]Todas estas séries concluíram que o envolvimento do ASNB era um fator de risco para a recorrência. Tanto quanto sabemos, o único estudo que não validou estes resultados foi realizado na Coreia do Sul, numa série de 180 doentes, todos eles com tuberculose pulmonar e que apresentavam hemoptise, tratados com BIA. A diferença pode dever-se a um viés de seleção dos doentes.

4.2.2.2.2.2. Lado da artéria culpada

Não encontrámos qualquer relação significativa entre o lado da artéria culpada e a ocorrência de uma recidiva. De facto, o risco de ressangramento permanece invariável independentemente do lado da artéria responsável pela hemorragia. Não encontrámos resultados semelhantes na literatura. Por conseguinte, os nossos dados devem ser confirmados por outros estudos.

4.2.2.2.2.3. Aspeto e trajeto da artéria culpada

Estudámos o calibre, a tortuosidade e a rastreabilidade da artéria responsável pela hemorragia. A recorrência da hemorragia após a EAB foi significativamente menos frequente quando as artérias envolvidas eram pouco patológicas, ou seja, quando apresentavam tortuosidade mínima (p=0,019) e eram rastreadas apenas no mediastino. Além disso, a recorrência do sangramento foi mais frequente nos casos de tortuosidade moderada (52,9%) e significativa (68,4%). No entanto, essa relação não foi estatisticamente significativa em nosso estudo. De facto, não encontrámos um risco significativamente maior de recorrência quando as artérias culpadas eram muito tortuosas ou se dirigiam para o parênquima pulmonar. No entanto, esta relação foi demonstrada por Kim et al, que mostraram que a recorrência de hemoptise era significativamente maior nos casos de artérias dilatadas e tortuosas. [56]. A diferença pode ser explicada, por um lado, pela menor dimensão da nossa amostra em comparação com a de Kim et al (58 doentes versus 190 doentes) e, por outro lado, pelo viés de seleção dos seus doentes, que tinham todos tuberculose pulmonar ativa e inativa.

4.2.2.2.3. Sinais imagiológicos que apontam para a etiologia da hemorragia

Várias publicações têm demonstrado que as sequelas parenquimatosas da tuberculose pulmonar são factores de risco para a recorrência de hemoptise após a EAB [56,61]. De facto, elas constituem um processo inflamatório crónico que mantém a hemorragia[61]. Embora não comprovado no nosso estudo, verificámos que 62,5% dos nossos doentes com sequelas de tuberculose pulmonar na CTAT tiveram uma recidiva. Esta taxa não foi estatisticamente significativa na nossa série. Isso pode ser devido ao pequeno número de pacientes incluídos em nossa série (oito pacientes) que tinham seqüelas de tuberculose pulmonar no TTS pré-AB.

Na nossa série, o risco de recorrência de hemoptise foi significativamente maior se a circulação da artéria pulmonar estivesse envolvida. De facto, todos os doentes com embolia pulmonar (OR=2; IC 95%= [1,5-2,5]) ou aneurisma da artéria pulmonar (OR=1,9; IC 95%= [1,5-2,5]) tiveram uma recorrência de hemorragia. Estes resultados são comparáveis aos dados de publicações anteriores [62].

4.2.2.2.4. Etiologia definitiva da hemoptise

Avaliámos o risco de recorrência de acordo com a etiologia da hemorragia selecionada após investigações radiológicas e biológicas. Nenhuma etiologia foi associada de forma estatisticamente significativa à hemorragia recorrente.

No entanto, na nossa série, a frequência de recorrência de hemoptise após a EAB foi mais elevada em doentes com aspergiloma e cancro broncopulmonar. De facto, tanto os doentes com aspergiloma (100% dos casos) como 69,2% dos doentes com cancro broncopulmonar tiveram recorrência de hemoptise após o tratamento. Estas taxas não são estatisticamente significativas, dado o número reduzido de doentes incluídos.

Os nossos dados são consistentes com os da literatura. De facto, o aspergiloma tem um elevado risco de recorrência de hemoptise, variando entre 50 e 100%, com uma elevada taxa de mortalidade durante o primeiro mês após um EAB [31]De facto, é um processo agressivo responsável por múltiplas aderências pleurais.[46]. Assim, a ausência de tratamento cirúrgico ou o tratamento antibiótico inadequado após o EAB aumenta a recorrência tardia entre dois e cinco anos. [31]Na literatura, os resultados menos favoráveis da BTE foram obtidos com o aspergiloma.[46]. Tal como no nosso caso, Chun et al, na sua série, encontraram 100% de recorrência e 50% de morte em seis doentes com aspergiloma.[46]. Neste estudo, o único fator estatisticamente significativo para a recorrência foi o aspergiloma pulmonar [46]. Estes resultados foram comparáveis aos de vários estudos [46,47,63,64].

Relativamente às etiologias malignas, Swanson et al e Hayakawa et al verificaram que a taxa mais elevada de recorrência foi observada em doentes com etiologia pulmonar maligna [52,65]. Além disso, na série de Hayakawa et al, os resultados mais desfavoráveis a longo prazo foram observados em pacientes com neoplasia pulmonar [52].

Quanto à tuberculose pulmonar, os resultados encontrados na literatura são discordantes e diferem muito de uma equipa para outra. Na nossa série, a tuberculose ativa não foi significativamente associada à recidiva de hemorragia. De facto, a menor taxa de recidiva na nossa série foi encontrada em doentes com tuberculose (33,3%). Esta taxa foi comparável à de Ramakantan et al. que encontraram uma taxa de sucesso imediato relativamente baixa (73%) em doentes seguidos por tuberculose e uma taxa de recorrência de 27,1%. [3].

Por outro lado, numa série de 103 doentes realizada por Yu-Tang Goh et al, os 16 doentes que recaíram tinham todos tuberculose pulmonar e necessitaram de uma segunda EAB [39] Em contraste, nenhum doente não tuberculoso necessitou de uma segunda BIA. Kim et al também descobriram que a causa mais comum de recidiva era a tuberculose pulmonar [56]. Além disso, Lee et al descobriram que a recorrência de hemorragia devida a tuberculose crónica é maior do que a devida a DDB [60].

Por outro lado, Kato et al. não encontraram recorrência de hemorragia em doentes com tuberculose ativa. [66]. Além disso, Chun et al encontraram os melhores resultados de AEB em doentes com tuberculose ativa [46].

Na nossa série, a etiologia mais comum da hemoptise foi o DDB. Quinze pacientes (48%) com DDB tiveram uma recorrência após a EAB. Nossos resultados são comparáveis aos de Hayakawa et al, que relataram 44,4% de recidivas após a BIA em pacientes com DDB. Estes resultados foram os melhores da sua série, tendo em conta a etiologia.[52]. Da mesma forma, Yan et al concluíram que havia um menor risco de recorrência em pacientes com DDB idiopático [51].

Nove dos nossos doentes apresentavam hemoptise pulmonar considerada idiopática. Quatro deles (44,4%) apresentaram recidiva do sangramento. Neste contexto, Hayakawa et al. não registaram qualquer recorrência de hemoptise idiopática após EAB [52]. Essa diferença pode ser explicada pela variação no período de acompanhamento, pela abundância variável de hemoptise e pelas caraterísticas da população estudada.

Outros autores consideraram a sarcoidose pulmonar como um fator de risco para a recorrência de hemorragia após BIA. De facto, num estudo prospetivo americano de 69 doentes tratados com BIA por hemoptise durante um período de 11 anos, Tom et al descobriram que os doentes com sarcoidose tinham um risco significativamente mais elevado de hemorragia recorrente.[67]. Este fator não foi estudado na nossa série porque nenhum dos doentes incluídos tinha sarcoidose pulmonar.

4.2.2.3. Angiografia brônquica convencional

A angiografia arterial brônquica convencional costumava ser o padrão-ouro para o diagnóstico radiológico da hemoptise maciça. Desde o advento da DTA e da endoscopia brônquica, perdeu o seu lugar na abordagem diagnóstica inicial. Além disso, é considerada "geralmente adequada" nas recomendações do ACR para a hemoptise maciça e "pode ser adequada" para a hemoptise não maciça. Atualmente, é realizada apenas para fins terapêuticos e é o primeiro passo em qualquer procedimento de BIA. [19].

Pode mostrar artérias dilatadas e tortuosas responsáveis pela hemorragia[39]. Estas últimas foram mais freqüentes em pacientes com recidiva na série de Chun et al [46].

Pode também evidenciar shunts sistémico-pulmonares. Na nossa série, não foi encontrada associação entre a presença de shunts e a ocorrência de recorrência. Isto é consistente com os dados de Kim et al [56]Entretanto, essa associação foi encontrada em vários outros estudos.[51,61]. De facto, o risco de repermeabilização de um vaso após o EAB foi significativamente maior na presença de um shunt sistémico-pulmonar [61].

A angiografia pode raramente mostrar extravasamento do PDCI. Esta anomalia esteve presente em 3,6 a 10,8% dos casos de hemoptise maciça. [31]. Na nossa série, encontrámos extravasamento do PDCI em 5,2% dos casos. Tanto quanto é do nosso conhecimento, não foi encontrada na literatura nem no nosso estudo qualquer associação entre o extravasamento do PDCI e a hemorragia recorrente.

Por último, a identificação clínico-radiológica de doentes com elevado risco de recorrência após a EEB desempenha um papel preventivo. Permite selecionar os doentes que necessitam de um acompanhamento mais rigoroso e otimizar a gestão. [51]. A fim de evitar a recorrência na fase aguda, deve ser efectuado um BAE completo, com embolização de todas as artérias consideradas culpadas na DTA. Devem ser sempre feitos esforços para encontrar ASNBs patológicos. [39] bem como os ramos arteriais pulmonares, embolizando-os sempre que necessário. Da mesma forma, é essencial tratar a etiologia [46].

CONCLUSÕES

A hemoptise maciça é rara mas grave, com uma elevada taxa de mortalidade. É definida como a libertação de sangue das vias respiratórias inferiores quando se tosse. É considerada maciça quando a quantidade de sangue excede os 300 cc por 24 horas. É fatal devido ao risco de asfixia. Não existe consenso quanto ao seu tratamento. O objetivo do tratamento da hemoptise maciça é parar a hemorragia na fase aguda e tratar a etiologia para evitar a recorrência.

O diagnóstico baseia-se em exames radiológicos (radiografia e tomografia computorizada do tórax) e na broncoscopia. A radiografia do tórax é efectuada como procedimento de primeira linha, mas tem algumas limitações: dada a sua disponibilidade, a TAC do tórax é cada vez mais efectuada em caso de hemoptise maciça. Pode ser útil para determinar o local da hemorragia antes do tratamento percutâneo e a sua etiologia, a fim de orientar o tratamento médico e/ou cirúrgico.

Os objectivos do nosso trabalho foram :

- Descrever o papel da TC torácica na determinação do local da hemorragia em hemoptise maciça, comparando os seus dados com os da angiografia convencional pré-embolização.
- Procurar critérios de gravidade radiológica que prevejam a recorrência ou a mortalidade.

Realizámos um estudo descritivo transversal ao longo de um período de 13 anos e 5 meses, de junho de 2008 a novembro de 2021, em 58 casos de doentes que apresentaram hemoptise maciça e foram hospitalizados no Serviço de Pneumologia do Hospital Universitário Mohamed Taher-Maâmouri em Nabeul ou no Hospital Sahloul, depois investigados por TAC torácica no Serviço de Imagiologia Médica dos mesmos hospitais e tratados por EAB no Hospital Sahloul.

Incluímos todos os doentes com hemoptise maciça confirmada pelo médico, que foram submetidos a DTC torácica durante o internamento e para os quais foi indicado o BIA percutâneo. Todos estes doentes foram submetidos a angiografia brônquica antes do tratamento.

A idade média dos doentes era de 55,3 anos e a relação entre homens e mulheres era de 2,8. Sessenta e cinco por cento dos doentes eram fumadores e 24,1% tinham uma história conhecida de doença respiratória crónica, principalmente DDB (13,4%). Dois doentes apresentavam dificuldade respiratória aguda na admissão. A BIA foi efectuada em todos os doentes, com um tempo médio entre o início da hemoptise e a BIA de 10,3 dias e entre o diagnóstico positivo e a BIA de 5,4 dias.

Os exames foram lidos simultaneamente por um radiologista júnior e um radiologista sénior.

Começámos por procurar sinais escanográficos que apontassem para o local da hemorragia. A tomografia computorizada foi patológica em 93,1% dos casos, com sinais de hemorragia recente em 79,3%. O número médio de segmentos pulmonares afectados foi de 6,6. A extensão foi moderada em 32,8% dos casos. Localizava-se no lobo direito em 34,5% dos casos e no esquerdo em 25,9%. Os DDB foram o sinal parenquimatoso mais frequentemente encontrado, apontando para a etiologia da hemorragia (51,7%). A causa mais comum de hemorragia foi o DDB, identificado em 37,9% dos casos. Seguiram-se as causas malignas em 25,8% dos casos e a tuberculose em 10,3%.

Em seguida, identificámos 84 artérias sistémicas patológicas. O óstio de todas estas artérias era detetável na TC. Todas as artérias patológicas eram localizáveis e tortuosas em diferentes graus na TC. Para cada doente, considerámos que uma ou duas das artérias mais patológicas eram culpadas de hemorragia e necessitavam de embolização. De seguida, procurámos a concordância entre as artérias consideradas culpadas na TC e na angiografia.

Todos os pacientes foram submetidos a angiografia pré-AEAB. O shunt sistémico-pulmonar esteve presente em 43,1% dos doentes. Não encontrámos diferença entre o local da hemorragia definido na TC e o lado da artéria culpada na angiografia ($p>0,005$), pelo que os sinais da TC que apontavam para o local da hemorragia tinham um bom valor na localização da hemorragia. A concordância entre a TC e a angiografia na deteção do ASB culpado foi de 91,3% e de 80% para o ASNB. Não houve diferença entre as duas técnicas na deteção das artérias responsáveis pela hemorragia, independentemente do seu tipo ($p>0,005$). A ATDM teve uma sensibilidade de 84% e uma especificidade de 62,5% para a deteção de ASBs culpados e 80% e 84,6% para a deteção de ASNBs culpados, respetivamente. A ATDM foi mais sensível do que a angiografia na deteção de ASNBs patológicos, nomeadamente nas artérias frénica inferior e mamária interna (Se=100%). Confirmámos assim, tal como em estudos anteriores, que a ATDM tem uma elevada sensibilidade e especificidade na deteção dos BAs e BAsNs responsáveis pela hemorragia. Por conseguinte, pode ser utilizada para guiar o procedimento de EAB com cateterização selectiva das artérias culpadas a serem embolizadas sem aortografia prévia. No entanto, a DTA foi ineficaz na deteção de ASB no nosso estudo, pelo que a angiografia deve ser utilizada sistematicamente para procurar esta contraindicação para o BIA.

Por fim, propusemo-nos a identificar factores radiológicos preditivos de recorrência de hemorragia após a BIA. O controlo imediato da hemorragia após a BIA foi conseguido em 93,1% dos casos. Dividimos nossos pacientes em dois grupos, de acordo com a ocorrência ou não de hemoptise durante o período de acompanhamento. A frequência de recorrência de hemorragia foi de 51,7%.

Em primeiro lugar, identificámos os doentes com elevado risco de recorrência. Os pacientes com histórico de DDB anterior apresentaram um risco significativamente maior de sangramento recorrente (p=0,003).

As recorrências foram significativamente mais frequentes no caso de estigmas hemorrágicos que se estendiam a mais de 50% do parênquima pulmonar (> 6 segmentos) (p=0,003). O risco de recorrência de hemorragia foi significativamente maior nos casos em que um ASNB estava envolvido na hemorragia (OR=1,6 e Ic25-95=1,04-2,5).

O risco de hemorragia foi significativamente mais baixo quando as artérias eram pouco patológicas, ou seja, pouco tortuosas (p=0,019) e localizáveis apenas no mediastino (p=0,049). A frequência de recidiva foi maior nos casos de aspergiloma e cancro broncopulmonar. A tuberculose e o DDB não foram significativamente associados à recorrência de hemorragia.

Finalmente, confirmámos que a DTA é eficaz no tratamento da hemoptise maciça. Desempenha um papel na confirmação do diagnóstico e é essencial na preparação para o tratamento endovascular e na determinação da etiologia com vista a um tratamento curativo adequado. Propomos um relatório-tipo a seguir na interpretação da DTA para preparar o procedimento de EAB (Anexo 2). A CTAT pode permitir-nos selecionar os doentes com elevado risco de recorrência de hemoptise que requerem um acompanhamento rigoroso. Propomo-nos confirmar os nossos resultados em estudos maiores, prospectivos e multicêntricos.

REFERÊNCIAS

1. Khalil A, Nedelcu C, Korzec J, Carette MF. Hemoptise: fisiopatologia e contribuição da angiografia por tomografia computorizada de volume. EMC - Radiologia e Imagiologia Médica: Cardiovascular - Torácica - Cervical [Artigo 32-500-A-15].
2. Marquis KM, Raptis CA, Rajput MZ, Steinbrecher KL, Henry TS, Rossi SE, et al. TC para avaliação de hemoptise. Radiographics. 2021 maio;41(3):742-61.
3. Ramakantan R, Bandekar VG, Gandhi MS, Aulakh BG, Deshmukh HL. Hemoptise maciça devido a tuberculose pulmonar: controlo com embolização da artéria brônquica. Radiology. 1996 Sep;200(3):691-4.
4. Bruzzi JF, Rémy Jardin M, Delhaye D, Teisseire A, Khalil C, Rémy J. Multi-detetor row CT of hemoptysis. Radiographics. 2006 Jan;26(1):3-22.
5. Ittrich H, Bockhorn M, Klose H, Simon M. O diagnóstico e o tratamento da hemoptise. Dtsch Arztebl Int. 2017 Jun;114(21):371-81.
6. Kim YG, Yoon HK, Ko GY, Lim CM, Kim WD, Koh Y. Efeito a longo prazo da embolização da artéria brônquica em pacientes coreanos com hemoptise. Respirology. 2006 Nov;11(6):776-81.
7. Chen Y, Wang KF, Wang ZW, Liu CZ, Jin ZY. Valor da angiografia por TC no tratamento de emergência de hemoptise grave. Chin Med Sci J. 2019 Sep; 34 (3): 194-8.
8. Chun JY, Morgan R, Belli AM. Radiological management of hemoptysis: a comprehensive review of diagnostic imaging and bronchial arterial embolization. Cardiovasc Intervent Radiol. 2010 Apr;33(2):240-50.
9. Cheah FK, Sheppard MN, Hansell DM. Tomografia computorizada de hemorragia pulmonar difusa com correlação patológica. Clin Radiol. 1993 Aug;48(2):89-93.
10. Ramírez Mejía AR, Méndez Montero JV, Vásquez Caicedo ML, De Castro AG, Cabeza Martínez B, Ferreirós Domínguez J. Avaliação radiológica e tratamento endovascular da hemoptise. Curr Probl Diagn Radiol. 2016 May;45(3):215-24.
11. Khalil A, Fartoukh M, Tassart M, Parrot A, Marsault C, Carette MF. O papel da TCMD na identificação do local da hemorragia e dos vasos que causam hemoptise. Am J Roentgenol. 2007 Feb;188(2):117-25.

12. Seon HJ, Kim YH, Kwon YS. Localização de locais de sangramento em pacientes com hemoptise com base em seus achados de tomografia computadorizada de

tórax: um estudo de coorte retrospetivo. BMC Pulm Med. 2016 Nov;16(1):160.

13. Cauldwell EW, Siekert RG. As artérias brônquicas; um estudo anatómico de 150 cadáveres humanos. Surg Gynecol Obstet. 1948 Apr;86(4):395-412.

14. Botenga AS. O papel das anastomoses broncopulmonares nos processos inflamatórios crónicos do pulmão. Investigação arteriográfica selectiva. Am J Roentgenol Radium Ther Nucl Med. 1968 Dec;104(4):829-37.

15. Sancho C, Escalante E, Domínguez J, Vidal J, Lopez E, Valldeperas J, et al. Embolização de artérias brônquicas de origem anómala. Cardiovasc Intervent Radiol. 1998 Jul;21(4):300-4.

16. Clavier E, Douvrin F. Embolização brônquica e extrabrônquica em hemoptise abundante. Reanimação. Mar 2006;15:61-7.

17. Marshall TJ, Jackson JE. Intervenção vascular no tórax: embolização da artéria brônquica para hemoptise. Eur Radiol. 1997 Feb;7(8):1221-7.

18. Kettenbach J, Ittrich H, Gaubert JY, Gebauer B, Vos JA. Padrões de prática da CIRSE sobre embolização da artéria brônquica. Cardiovasc Intervent Radiol. 2022 Jun;45(6):721-32.

19. Olsen KM, Manouchehr Pour S, Donnelly EF, Henry TS, Berry MF, Boiselle PM, et al. ACR appropriateness criteria® Hemoptysis.J Am Coll Radiol. 2020 May;17(5S):148-59.

20. Li PJ, Yu H, Wang Y, Jiang FM, Wang W, Li XO, et al. A angiografia por tomografia computorizada multidetectores antes da embolização da artéria brônquica ajuda a detetar artérias brônquicas ectópicas culpadas e artérias sistémicas não brônquicas com origem nas artérias subclávia e mamária interna e a melhorar a taxa de sobrevivência precoce sem hemoptise em doentes com hemoptise. Eur Radiol. 2019 Apr;29(4):1950-8.

21. Cordovilla R, De Miguel BE, Nuñez Ares A, Cosano Povedano FJ, Herráez Ortega I, Jiménez Merchán R. Diagnóstico e tratamento da hemoptise. Arch Bronconeumol. 2016 Jul;52(7):368-77.

22. Ong ZT, Chai HZ, How CH, Koh J, Low TB. Uma abordagem simplificada da hemoptise. Singapore Med J. 2016 Aug;57(8):415-8.

23. Yoon YC, Lee KS, Jeong YJ, Shin SW, Chung MJ, Kwon OJ. Hemoptise: artérias

sistémicas brônquicas e não brônquicas na TC de 16 detectores. Radiology. 2005 Jan;234(1):292-8.

24. Herth F, Ernst A, Becker HD. Resultados a longo prazo e incidência de cancro do pulmão em doentes com hemoptise de origem desconhecida. Chest. 2001 Nov;120(5):1592-4.

25. Andersen PE. Imagiologia e tratamento radiológico interventivo da hemoptise. Ata Radiol. 2006 Oct;47(8):780-92.

26. Hsiao EI, Kirsch CM, Kagawa FT, Wehner JH, Jensen WA, Baxter RB. Utilidade da broncoscopia de fibra ótica antes da embolização da artéria brônquica para hemoptise maciça. Am J Roentgenol. 2001 Oct;177(4):861-7.

27. Yoon W, Kim JK, Kim YH, Chung TW, Kang HK. Embolização da artéria sistémica brônquica e não brônquica para hemoptise com risco de vida: uma revisão abrangente. Radiographics. 2002 Nov;22(6):1395-409.

28. Jazzar MS. Hémorragie intra alvéolaire en milieu de réanimation: apport du scanner dans le diagnostic positif, étiologique et de gravité [tese: medicina]. Tunis: Universidade de TunisEl Manar; 2019.

29. Parrot A, Fartoukh M, Cadranel J. Hemorragia alveolar. Rev Mal Respir. 2015 Abr;32(4):394-412.

30. RadchenkoC, Alraiyes AH, Shojaee S.Uma abordagem sistemática para o manejo da hemoptise maciça. J Thorac Dis. 2017 Sep;9 Suppl 10:1069-86.

31. Ittrich H, Klose H, Adam G. Radiologic management of haemoptysis: diagnostic and interventional bronchial arterial embolisation.Rofo. 2015 Apr;187(4):248-59.

32. Mahmoud N, Moussa C, Attia M, Rouis H, Khattab A, Khouaja I, et al. Aneurisma de Rasmussen: uma complicação esquecida da tuberculose na era COVID-19. Respir Med Case Rep. 2022 Oct;39:101714.

33. Remy Jardin M, Bouaziz N, Dumont P, Brillet PY, Bruzzi J, Remy J. Artérias sistémicas brônquicas e não brônquicas na angiografia por TC com fileiras de detectores múltiplos: comparação com a angiografia convencional. Radiology. 2004 Dec;233(3):741-9.

34. Gupta M, Srivastava DN, Seith A, Sharma S, Thulkar S, Gupta R. Impacto clínico da tomografia computorizada multidetectores antes da embolização da artéria brônquica em doentes com hemoptise: um estudo prospetivo. Can Assoc Radiol J. 2013 Feb;64(1):61-73.

35. Mori H, Ohno Y, Tsuge Y, Kawasaki M, Ito F, Endo J, et al. Utilização de TC de fileira multidetectores para avaliar a necessidade de embolização arterial brônquica em doentes com hemoptise. Respiration. 2010 Mar;80(1):24-31.

36. Cohen AM, Doershuk CF, Stern RC. Embolização da artéria brônquica para controlo da hemoptise na fibrose quística. Radiology. 1990 May;175(2):401-5.

37. Zhao T, Wang S, Zheng L, Jia Z, Yang Y, Wang W, et al. O valor da arteriografia brônquica por TC multidetectores de 320 linhas na hemoptise recorrente após embolização arterial transcateter fracassada. J Vasc Interv Radiol. 2017 Abr;28(4):533-41.

38. Yoon W, Kim YH, Kim JK, Kim YC, Park JG, Kang HK. Hemoptise maciça: previsão do suprimento arterial sistémico não brônquico com TC de tórax. Radiology. 2003 Apr;227(1):232-8.

39. Yu Tang GP, Lin M, Teo N, En Shen WD. Embolização para hemoptise: uma revisão de seis anos. Cardiovasc Intervent Radiol. 2002 Jan;25(1):17-25.

40. Hoan L, Cuong NN, Thang ND, Hong DT, Hang LM, Linh LT, et al. Um homem de 24 anos com hemoptise recorrente. Chest. 2020 Feb;157(2):31-5.

41. Kim TE, Kwon JH, Kim JS. Embolização transcateter para hemoptise maciça de um sequestro pulmonar intralobar: um relato de caso. Clin Imaging. 2014 maio;38(3):326-9.

42. Do KH, Goo JM, Im JG, Kim KW, Chung JW, Park JH. Systemic arterial supply to the lungs in adults: spiral CT findings. Radiographics. 2001 Mar;21(2):387-402.

43. Di Chiro G. Arteriografia não intencional da medula espinhal: um alerta. Radiologia. 1974 Jul;112(1):231-3.

44. Kardjiev V, Symeonov A, Chankov I. Etiologia, patogénese e prevenção de lesões da medula espinal na angiografia selectiva das artérias brônquicas e intercostais. Radiologia. 1974 Jul;112(1):81-3.

45. Viamonte M. Arteriografia brônquica selectiva no homem. Radiology. 1964 Nov;83:830-9.

46. Chun JY, Belli AM. Resultados imediatos e a longo prazo da embolização da artéria sistémica brônquica e não brônquica para o tratamento da hemoptise. Eur Radiol. 2010 Mar;20(3):558-65.

47. Mal H, Rullon I, Mellot F, Brugière O, Sleiman C, Menu Y, et al. Resultados

imediatos e a longo prazo da embolização da artéria brônquica para hemoptise com risco de vida. Chest. 1999 Apr;115(4):996-1001.

48. Terlizzi V, Botti M, Gabbani G, Fanelli F, De Martino M, Taccetti G. Paralisia diafragmática temporária unilateral secundária à embolização da artéria brônquica em uma menina com fibrose cística e hemoptise maciça: um relato de caso. BMC Pulm Med. 2020 Feb;20(1):38.

49. Tanaka N, Yamakado K, Murashima S, Takeda K, Matsumura K, Nakagawa T, et al. Embolização superselectiva da artéria brônquica para hemoptise com um sistema de microcateter coaxial. J Vasc Interv Radiol. 1997 Jan;8(1):65-70.

50. Bhalla A, Kandasamy D, Veedu P, Veedu A, Gamanagatti S. Uma análise retrospetiva de 334 casos de hemoptise tratados por embolização da artéria brônquica. Oman Med J. 2015 Mar;30(2):119-28.

51. Yan HT, Lu GD, Huang XZ, Zhang DZ, Ge KY, Zhang JX, et al. Desenvolvimento de um modelo para prever a recorrência após embolização da artéria brônquica para hemoptise não relacionada ao câncer. BMC Pulm Med. 2021 Dec;21(1):419.

52. Hayakawa K, Tanaka F, Torizuka T, Mitsumori M, Okuno Y, Matsui A, et al. Embolização da artéria brônquica para hemoptise: resultados imediatos e a longo prazo. Cardiovasc Intervent Radiol. 1992 May;15(3):154-8.

53. Springer DM, Cofta S, Juszkat R, Żabicki B, Goździk Spychalska J, Nowicka A, et al. A eficácia da embolização da artéria brônquica em pacientes com hemoptise. Adv Respir Med. 2018 Jan;86(5):220-6.

54. Fernando HC, Stein M, Benfield JR, Link DP. Role of bronchial artery embolization in the management of hemoptysis (Papel da embolização da artéria brônquica no tratamento da hemoptise). Arch Surg. 1998 Aug;133(8):862-6.

55. Flight WG, Barry PJ, Bright Thomas RJ, Butterfield S, Ashleigh R, Jones AM. Resultados após embolização da artéria brônquica para hemoptise na fibrose cística. Cardiovasc Intervent Radiol. 2017 Ago;40(8):1164-8.

56. Kim SW, Lee SJ, Ryu YJ, Lee JH, Chang JH, Shim SS, et al. Prognóstico e preditores de ressangramento após embolização da artéria brônquica em pacientes com tuberculose pulmonar ativa ou inativa. Lung. 2015 Aug;193(4):575-81.

57. Hwang HG, Lee HS, Choi JS, Seo KH, Kim YH, Na JO. Factores de risco que influenciam a ressangramento após embolização da artéria brônquica no tratamento da hemoptise associada à tuberculose pulmonar. Tuberc Respir Dis.

2013 Mar;74(3):111-9.

58. Zhang J, Zheng L, Zhao T, Huang S, Hu W. Uma análise retrospetiva dos fatores de risco em pacientes com hemoptise recorrente com alimentação arterial sistemática não brônquica.Ann Transl Med. 2020 Dez; 8 (23): 1593.

59. Khalil A, Soussan M, Mangiapan G, Fartoukh M, Parrot A, Carette MF. Utility of high-resolution chest CT scan in the emergency management of haemoptysis in the intensive care unit: severity, localization and aetiology. Br J Radiol. 2007 Jan;80(949):21-5.

60. Lee JH, Kwon SY, Yoon HI, Yoon CJ, Lee KW, Kang SG, et al. Hemoptise devido a tuberculose crónica vs. bronquiectasia: comparação do resultado a longo prazo da embolização arterial. Int J Tuberc Lung Dis. 2007 Jul;11(7):781-7.

61. Lu GD, Zu QQ, Zhang JX, Zhou CG, Xia JG, Ye W, et al. Factores de risco que contribuem para a recorrência precoce e tardia de hemoptise após embolização da artéria brônquica. Int J Tuberc Lung Dis. 2018 Feb;22(2):230-5.

62. Shin S, Shin TB, Choi H, Choi JS, Kim YH, Kim CW, et al. Pseudoaneurismas arteriais pulmonares periféricos: implicações terapêuticas do tratamento endovascular e classificações angiográficas. Radiology. 2010 Aug;256(2):656-64.

63. Racil H, Rajhi H, Ben Naceur R, Chabbou A, Bouecha H, Mnif N. Tratamento endovascular da hemoptise: avaliação a médio e longo prazo. Diagn Interv Imaging. 2013 Jan;94(1):38-44.

64. Le HY, Le VN, Pham NH, Phung AT, Nguyen TT, Do Q. Valor da angiografia por tomografia computadorizada multidetectores antes da embolização da artéria brônquica no tratamento da hemoptise e na previsão de recorrência precoce: um estudo prospetivo. BMC Pulm Med. 2020 Aug;20(1):231.

65. Swanson KL, Johnson CM, Prakash US, McKusick MA, Andrews JC, Stanson AW. Embolização da artéria brônquica: experiência com 54 pacientes. Chest. 2002 Mar;121(3):789-95.

66. Kato A, Kudo S, Matsumoto K, Fukahori T, Shimizu T, Uchino A, et al. Embolização da artéria brônquica para hemoptise devido a doenças benignas: resultados imediatos e a longo prazo. Cardiovasc Intervent Radiol. 2000 Sep;23(5):351-7.

67. Tom LM, Palevsky HI, Holsclaw DS, Trerotola SO, Dagli M, Mondschein JI, et al. Hemorragia recorrente, sobrevivência e função pulmonar longitudinal após embolização da artéria brônquica para hemoptise numa população adulta dos EUA.

J Vasc Interv Radiol. 2015 Dez; 26 (12): 1806-13.

APENDICE

Apêndice 1

Ficha analítica

Dados do doente :

1. Número do ficheiro :
2. Nome completo :
3. Sexo: M= □ ; F= □
4. Idade :
5. Nível de escolaridade: sem escolaridade = □; Primário = □; Secundário = □; Superior = □.
6. Condições socioeconómicas: Má = □; Média = □; Boa = □.

História pessoal :

7. HTA= □ ; Cardiopatia= □ ; DDB= □ ; Tuberculose= □ ; Neoplasia= □

Hábitos :

8. Fumar: Sim = □; Não = □

Dados clínicos :

9. Data de hospitalização :
10. Dificuldade respiratória inicial: Sim = □; Não = □
11. Choque hemorrágico: Sim = □; Não = □
12. Saturação de oxigénio :
13. Tempo entre o diagnóstico e o EAB :
14. Tempo entre hemoptise e EAB :

Dados da endoscopia brônquica :

15. Normal = □ ; patológico = □ ; não realizado = □.
16. Hemorragia: Não = □; Sim = □.
17. Local da hemorragia: desconhecido = □; AB direita = □; AB esquerda = □.
18. Gesto de paragem: Não = □; Sim = □.
19. Exploração completa: Não = □; Sim = □.
20. Fibroscopia refeita à distância: Não = □; Sim = □.

Dados de imagiologia :

Radiografia do tórax :

21. Normal = □ ; patológico = □
22. Síndrome alveolar: Não = □; Unilateral = □; Bilateral = □.
23. Síndrome intersticial: Não = □; Sim = □.
24. Nódulos: Não = □; Sim = □.
25. Micronódulos: Não = □; Sim = □.
26. Atelectasia: Não = □; Sim = □.
27. Escavação: Não = □; Sim = □.
28. Opacidade redonda: Não = □ ; proximal = □ ; distal = □.

29. Opacidade especiculada: Não = □; proximal = □; distal = □.

Dados da tomografia computorizada do tórax :

30. Aspeto ATDM: normal = □ ; patológico = □
   - Sinais que apontam para o local da hemorragia:
31. Não = □; Sim = □.
32. Extensão: Ausente = □
    1-25% ou 1 a 5 segmentos = □.
    26-50% ou 6 a 10 segmentos = □.
    51-75% ou 6 a 15 segmentos = □.
    76-100% ou 16 a 20 segmentos = □.
33. Predominância:1 = Um lobo direito = □.
    2 = Um lobo esquerdo = □.
    3 = Um lobo direito e um lobo esquerdo = □.
    4 = Pulmão direito = □.
    5 = Pulmão esquerdo = □.
    6 = Difusa = □.
   - Sinais que apontam para a etiologia da hemorragia :
34. Presença de nódulo: Não = □ ; Sim = □.
35. Massa suspeita: Não = □; Sim = □.
36. Tuberculose ativa: Não = □; Sim = □.
37. Sequelas da tuberculose: Não = □; Sim = □.
38. Presença de embolia pulmonar: Não = □; Sim = □.
39. Presença de fibrose pulmonar: Não = □; Sim = □.
40. Presença de condensação não sistemática: Não = □; Sim = □.
41. DDB : Não = □ ; Sim = □.
42. Presença de colapso pulmonar: Não = □ ; Sim = □.
43. A etiologia escolhida para a DTA :

   - Sinais que apontam para a artéria hemorrágica :
44. Número de ASB (artéria brônquica sistémica) patológicos identificados.
    a. Número de artérias ortotópicas identificadas.
    b. Número de artérias ectópicas identificadas.
45. Número de ASNBs patológicos (artérias sistémicas não brônquicas) identificados.
46. Nascimento das artérias brônquicas.
    1 = TBIC Direita = □.
    2 = Tronco brônquico comum = □.
    3 = Tronco bronquial direito = □.
    4 = Tronco brônquico esquerdo = □.
    5 = outras variantes= □.
47. Óstio: Não visto = □; Visto = □.
48. Diâmetro da artéria culpada, se conhecido.
49. Trajeto da artéria culpada: 0 = Não seguido = □.
    1 = seguimento no mediastino = □.
    2 = seguido no hilo = □.
    3 = acompanhamento no parênquima = □.
50. Grau de tortuosidade: 0 = sem tortuosidade = □

1 = mínimo = □.
2 = moderado = □.
3 = importante = □.

51. Artéria considerada responsável pela hemorragia :
52. Presença de uma artéria espinal anterior: Não = □; Sim = □.

Dados da angiografia brônquica :

53. Número de hemorragias ASB
54. Número de ASNBs sangrando
55. Artéria considerada responsável pela hemorragia
56. Lado e tipo de artéria responsável pela hemorragia
57. Rubor parenquimatoso: Não = □; Sim = □.
58. Shunt pulmonar sistémico: Não = □; Sim = □.
59. Extravasamento de CIDP: Não = □; Sim = □.

Embolização da artéria brônquica :

60. Embolização: Não efectuada = □ ; efectuada = □.
61. Tipo de cateter :
62. Artéria embolizada :
63. Partícula de embolização: 1 = curaspon (esponja hemostática) = □.
2 = esponja = □.
3 = partículas de contorno = □.
4 = partículas de álcool polivinílico = □.
5 = bobinas = □.

Evolução :

64. Sucesso imediato: Não = □; Sim = □.
65. Falha: Não = □; Sim = □.
66. Recorrência: Não = □; imediata = □, médio prazo = □, longo prazo = □.
67. Prazo para a reincidência :
68. Sobrevivência global.
69. Data da última consulta.
70. Duração total do internamento hospitalar.
71. Duração da hospitalização antes da embolização.
72. Duração da hospitalização após a embolização.

Apêndice 2

RELATÓRIO PADRÃO: ANGIOSCANNER TORÁCICO

INDICAÇÃO :

Hemoptise maciça. Avaliação da artéria brônquica antes da embolização.

TÉCNICA :

RESULTADOS :

1- Estudo pleuro-parenquimatoso e parietal :

- Sinais que apontam para o local da hemorragia: "vidro fosco", condensações parenquimatosas ou aspeto de "pavimento louco".
    - Extensão: moderada, extensa, grave ou crítica, especificando o número de segmentos afectados.
    - Localização predominante.

- Sinais que apontam para a etiologia da hemorragia: nódulo ou massa suspeita de malignidade, sinais de tuberculose ativa, sequelas de tuberculose, bronquiectasias, sinais de pneumonia.
- Sinais associados

2- Estudo vascular:

- Circulação sistémica pulmonar :
    - Sinais que apontam para a artéria hemorrágica :
    - ASB patológicos detectados: número, origem de cada um (ortotópico ou ectópico), diâmetro na carina, grau de tortuosidade e rastreabilidade.
    - ASNB patológico detectado: número, origem e percurso.

    - Presença de anastomoses perigosas: uma artéria espinal anterior.

- Circulação arterial pulmonar :
    - Embolia pulmonar.
    - Aneurisma da artéria pulmonar.
    - Fístula arterio-brônquica.

CONCLUSÃO :

Causa mais provável da hemorragia

Estigmas de hemorragia recente localizada a ... ou difusa, com uma extensão estimada de ....

Hipervascularização sistémica brônquica e/ou não brônquica do lobo/pulmão ...

Sem anomalias da artéria pulmonar.

HEMOPTISE MACIÇA: PAPEL DA TOMOGRAFIA COMPUTORIZADA MULTIDETECTORES ANTES DA EMBOLIZAÇÃO DA ARTÉRIA BRÔNQUICA

Resumo

Introdução:

A hemoptise maciça é rara, mas representa uma ameaça à vida devido ao risco de asfixia. O papel da tomografia computorizada multidetectores (TCMD) no seu tratamento ainda não está definido. Os objectivos do nosso estudo foram descrever o papel da TCMD na determinação do local de hemorragia na hemoptise maciça, comparando os seus dados com os da angiografia convencional (AC), e procurar critérios radiológicos preditivos de recorrência de hemorragia após embolização da artéria brônquica (BAE).

Métodos:

Este foi um estudo descritivo que incluiu registos clínicos e radiológicos de 58 doentes, admitidos, entre junho de 2008 e novembro de 2021, no departamento de pneumologia do hospital Mohamed Taher Maamouri ou Sahloul por hemoptise maciça. Foram submetidos a TCMD no departamento de radiologia do mesmo hospital e tratados por BAE no hospital de Sahloul.

Resultados:

A TCMD encontrou estigmas de sangramento parenquimatoso em 79,3% dos casos, localizado em um lobo pulmonar em 60,4% dos casos. Não houve diferença entre a localização predominante dos sinais de sangramento na TCMD e a artéria brônquica responsável na PCR ($p>0,005$). A etiologia mais frequente da hemorragia foi a dilatação brônquica (37,9%). Obtiveram-se resultados coincidentes entre a TCMD e a AC em 91,3% na representação das artérias sistémicas brônquicas culpadas (BSA) e 80% nas artérias sistémicas não brônquicas (NBSA). A TCMD teve uma sensibilidade de 80% e uma especificidade de 62,5% na deteção de BSA culpada e de 80% e 84,6% na deteção de NBSA culpada. A TCMD foi mais sensível na identificação do NBSA culpado. O controlo imediato da hemorragia foi conseguido em 93,1% dos casos. A taxa de ressangramento foi de 51,7%. A ressangramento foi significativamente mais frequente quando a extensão dos sinais de sangramento excedeu 50% do parênquima pulmonar ($p=0,003$). O risco de ressangramento foi significativamente maior quando o NBSA (OR=1,6) ou a circulação pulmonar estavam implicados (OR=1,9 e OR=2). Todos os casos de aspergiloma registaram ressangramento.

Conclusão:

A TCMD desempenha um papel crucial no tratamento da hemoptise maciça. É sensível e específica na localização do local da hemorragia e na representação da artéria culpada para orientar a sua cateterização durante o BAE. Também pode prever o risco de ressangramento.

Descritores: Hemoptise maciça, Angiografia por tomografia computorizada, Angiografia, Balãoembolização, Prognóstico

HEMOPTISE MACIÇA: O PAPEL DO ANGIOSCANNING ANTES DA EMBOLIZAÇÃO BRÔNQUICA

Resumo

Introdução :

A hemoptise maciça é rara, mas pode ser fatal devido ao risco de asfixia. O papel da angiografia por TC torácica no seu tratamento continua por definir. Os objectivos do nosso estudo foram descrever o papel da angiografia por TC torácica na determinação do local da hemorragia, comparando os seus dados com os da angiografia convencional pré-embolização, e identificar critérios de gravidade radiológica preditivos de recorrência.

Métodos :

Estudo descritivo de 58 registos radio-clínicos de doentes admitidos, entre junho de 2008 e novembro de 2021, no Serviço de Pneumologia do Hospital Mohamed Taher Maâmouri de Nabeul ou no Hospital Sahloul por hemoptise maciça, explorados por uma DTA no Serviço de Imagiologia Médica do mesmo hospital e tratados por embolização no Hospital Sahloul.

Resultados :

A angiografia por TC revelou sinais de hemorragia recente em 79,3% dos casos e hemorragia localizada em 60,4% dos casos. Não houve diferença entre o local de predominância dos sinais parenquimatosos de hemorragia na TC e o lado da artéria culpada na angiografia ($p>0,005$). A causa mais comum de hemorragia foi a bronquiectasia (37,9%). A concordância entre a TC e a angiografia na deteção das artérias sistémicas brônquicas culpadas (BSA) e das artérias sistémicas não brônquicas (NBSA) foi de 91,3% e 80%, respetivamente. A TDCT teve uma sensibilidade de 84% e uma especificidade de 62,5% para a deteção de ASBs culpados e 80% e 84,6% para a deteção de ASNBs culpados, respetivamente. A ATDM foi mais sensível do que a angiografia na deteção de ASNB. O controlo imediato da hemorragia após a embolização foi conseguido em 93,1% dos casos. A taxa de recorrência foi de 51,7%. A recorrência foi significativamente mais frequente no caso de estigmas hemorrágicos que se estendiam a mais de 50% do parênquima pulmonar ($p=0,003$). O risco de recorrência foi significativamente maior nos casos que envolviam um ASNB ($OR=1,6$) e a circulação arterial pulmonar na hemorragia ($OR=1,9$ e $OR=2$). Todos os casos de aspergiloma recidivaram.

Conclusão:

A DTA desempenha um papel vital no tratamento da hemoptise maciça. É sensível e específica na localização da artéria responsável pela hemorragia, para guiar o cateterismo durante a embolização. Também pode ser utilizada para prever a recorrência da hemorragia.

Palavras-chave: Hemoptise maciça, Angioscan, Angiografia, Embolização por cateter balão, Prognóstico

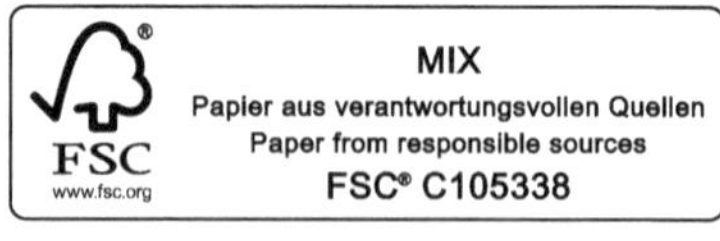

Printed by Books on Demand GmbH, Norderstedt / Germany